物忘れや認知症が気になる方へ

**歳だから
脳が衰えるのも
仕方がないと
あきらめないで
下さい!**

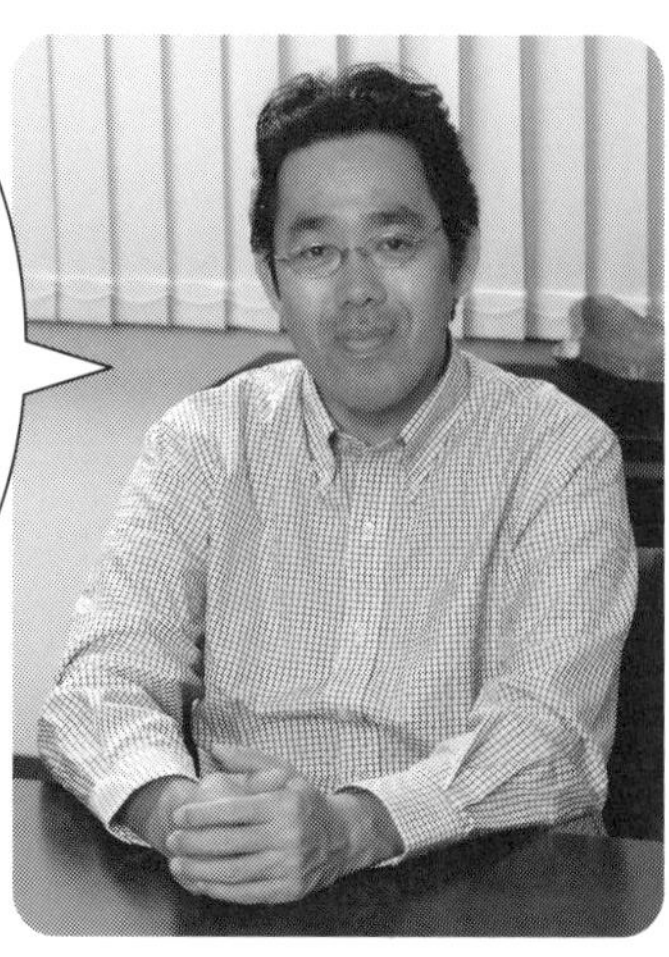

東北大学教授
川島隆太

らダメになる
ながる可能性も!

でも大丈夫!

「脳を使う習慣」で衰えにブレーキ!

脳は何歳からでも若返ります

本書のPOINT

①脳活性実験で脳の前頭葉の血流増加を実証
②脳を刺激する「漢字」脳トレを習慣化する
③衰えた脳が「働く脳」に生まれ変わります!

本書は「川島隆太教授の脳トレ 漢字大全 日めくり366日」を改訂・再編集したものです。

もの忘れから徐々に脳の衰えが進行する脳機能が低下する原因は「使わない」から！

「脳が衰える」とは何なのか

歳をとると体も脳も衰えます。誰にでも起きることですが、全く何もしなければなおさら脳の機能は下がっていくばかり。

では脳の衰えとはどのようなことでしょうか。**人の話を理解する力が弱くなったり**、ちょっとしたことで**イライラしたり怒りやすくなったり**することが見られます。

また、以前は好きな趣味に没頭していたのに趣味をやめてしまったりするのも衰えのサインです。

脳の衰えのサイン

- 無性にイライラする
- 人と会うのが面倒
- 文字を読むのも億劫（おっくう）
- 人の話がうまく理解できない
- 外出するにも気が乗らない
- 違う意見を受け入れられない
- 頑固になったと言われる
- 趣味に熱中しなくなった

認知症とはどんな病気か

脳が正常に機能しなくなると、記憶力や判断力、認知能力が著しく下がり日常生活に支障が出てきます。

認知症のもの忘れだと**体験そのものを忘れてしまう**ので、夕食を食べた後にまた夕食を食べようとするといった症状が見られるようになります。

やがて症状が重くなると、自分の周りのことがうまく認識できなくなり、外出した際に迷子になるなど**場所・時間がわからなくなる**、着替えやトイレ等も困難になります。

ですから、脳の衰えが表面化する前に脳の機能を維持する脳トレが重要なのです。

もの忘れと認知症との違い

加齢によるもの忘れ	認知症によるもの忘れ
何を食べたかを忘れる	食べたこと自体を忘れる
日付や曜日を間違える	日付や曜日がわからなくなる
体験の一部を忘れる	体験したことそのものを忘れる
忘れたことを自覚している	忘れたことに気づかない
物をなくしたときに探そうとする	物をなくしたら誰かに盗られたと思う

脳は何歳からでも認知機能は上がる
前頭前野を継続的にきたえましょう!

前頭前野は脳の司令塔

脳の衰えは、脳の前頭葉にある前頭前野の機能低下が原因です。前頭前野は「記憶」「考える」「判断」など脳の司令塔の役割を担っているので、ここが衰えると日常生活全般で支障をきたしてしまいます。**原因は「使わない」から**です。運動不足で体の動きや機能が衰えるのと同様に、脳も「使わない」とダメになります。**脳は正しくきたえれば何歳からでも、認知機能が向上する**ことが科学的にわかっています。脳トレ習慣を始めましょう。

脳トレ

読み書き計算　イラストパズル
文字パズル　数字パズル

脳の前頭前野が活性化

↓

脳の認知機能や情報処理力が向上する

脳を使うことで若返る

人間の脳は、「前頭葉」「頭頂葉」「後頭葉」「側頭葉」の4つの部分に分けられます。中でも前頭葉にある前頭前野は、認知機能を司るだけではなく、手足や体を動かすための指令、「暑い・寒い」などの感覚も司るので、非常に重要な場所です。

脳の衰えを食い止めるために、この前頭前野をきたえましょう。**本書での「文字の読み書き」**のほか、イラストや数字のパズルといった簡単な問題を解くと、前頭前野が**非常に活性化し脳を若返らせる**ことができるのです。前頭前野の活性化によって、記憶力などの認知機能が向上し、情報を処理する脳力も向上することが科学的にわかっています。

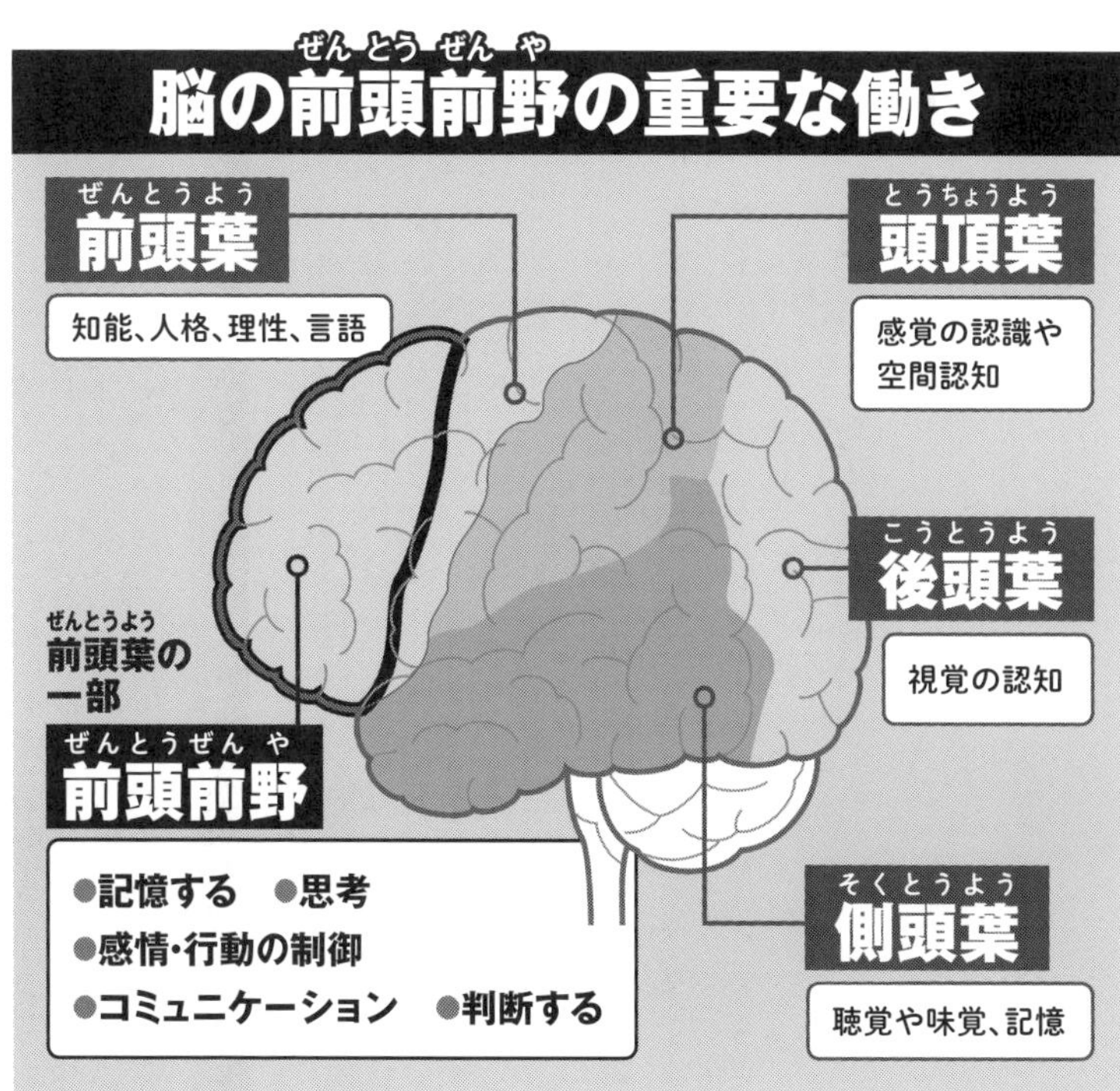

本書で前頭葉の血流が増え脳の活性化が証明されました！

本書の問題で脳が活性化する

脳の前頭前野を活性化させる作業は何なのか、多数の実験を東北大学と学研との共同研究によって行いました。

言葉の読み書き、計算、なぞり書きの書写、積み木など幅広い作業を光トポグラフィという装置で、脳の血流変化を調べていきました。この実験の結果わかったことは、実際に**手を使って文字や数字を書くこと**、つまり「読み書き計算」が非常に前頭前野を活性化させることが判明しました。

脳トレ実験

読み書き計算、文字パズルイラストパズルなど多数を実験しました

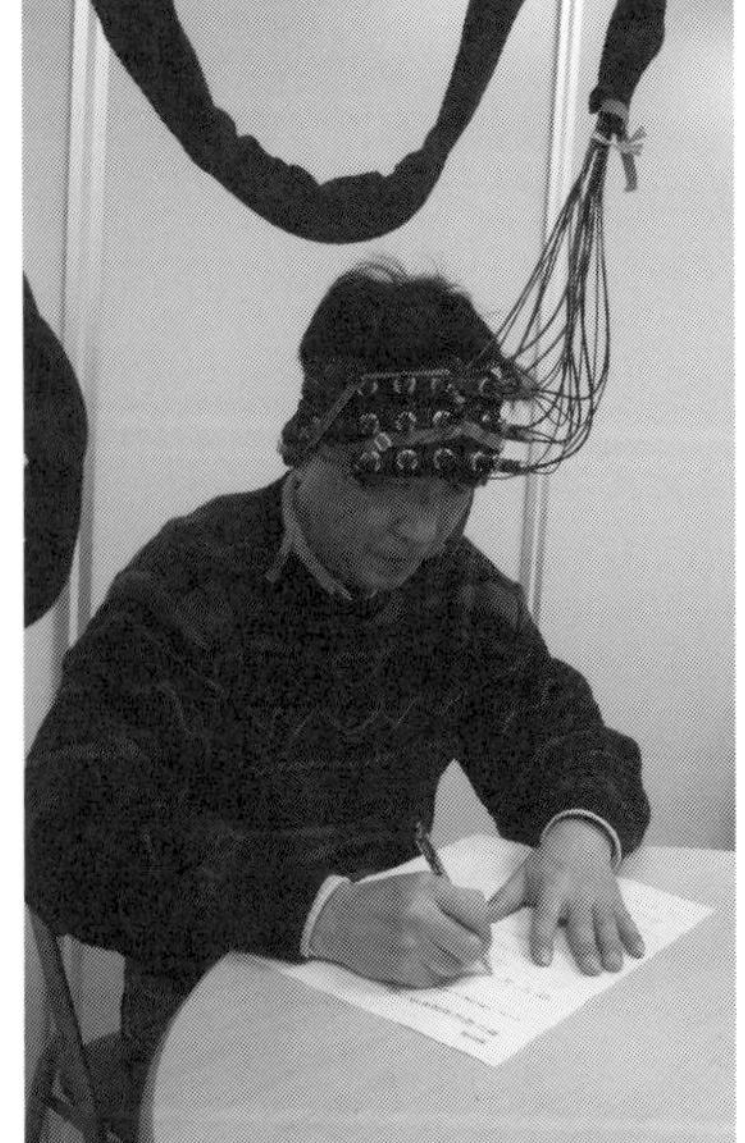

前頭葉の働きがアップする

　本書の漢字の読み書きを実験した時の画像が下です。読み書き作業を始めると、下の画像のとおり前頭葉が活発に働き、非常に活性化しています。**本書の脳活性効果が証明**されたのです。

　脳の活性化の**重要ポイントは「全速力で解く」**こと。速く解くと脳の情報処理速度が上がり、認知機能が向上するのです。速く解いて「間違ったらどうしよう?」と思う方もいるかもしれません。学校のテストとは違い、間違ってもOK。「速く解く作業」=「脳の活性化」が目的だからです。もう1つのポイントは「毎日やる」こと。継続的に続けて脳の健康を守りましょう。

脳の血流変化の実験画像

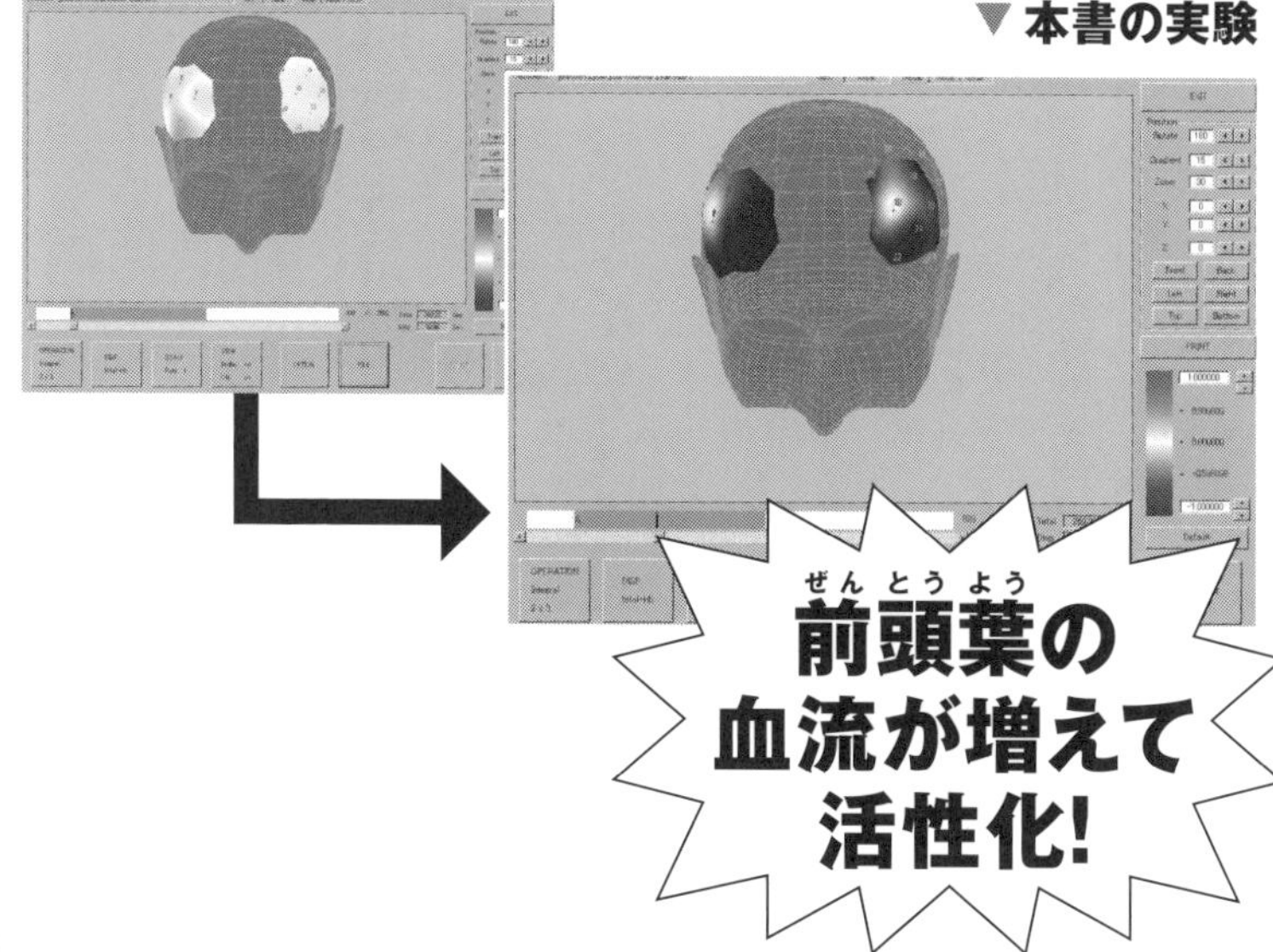

1日

覚えておきたい基本の漢字

——線部は読み方をひらがなで、□は漢字を書きましょう。

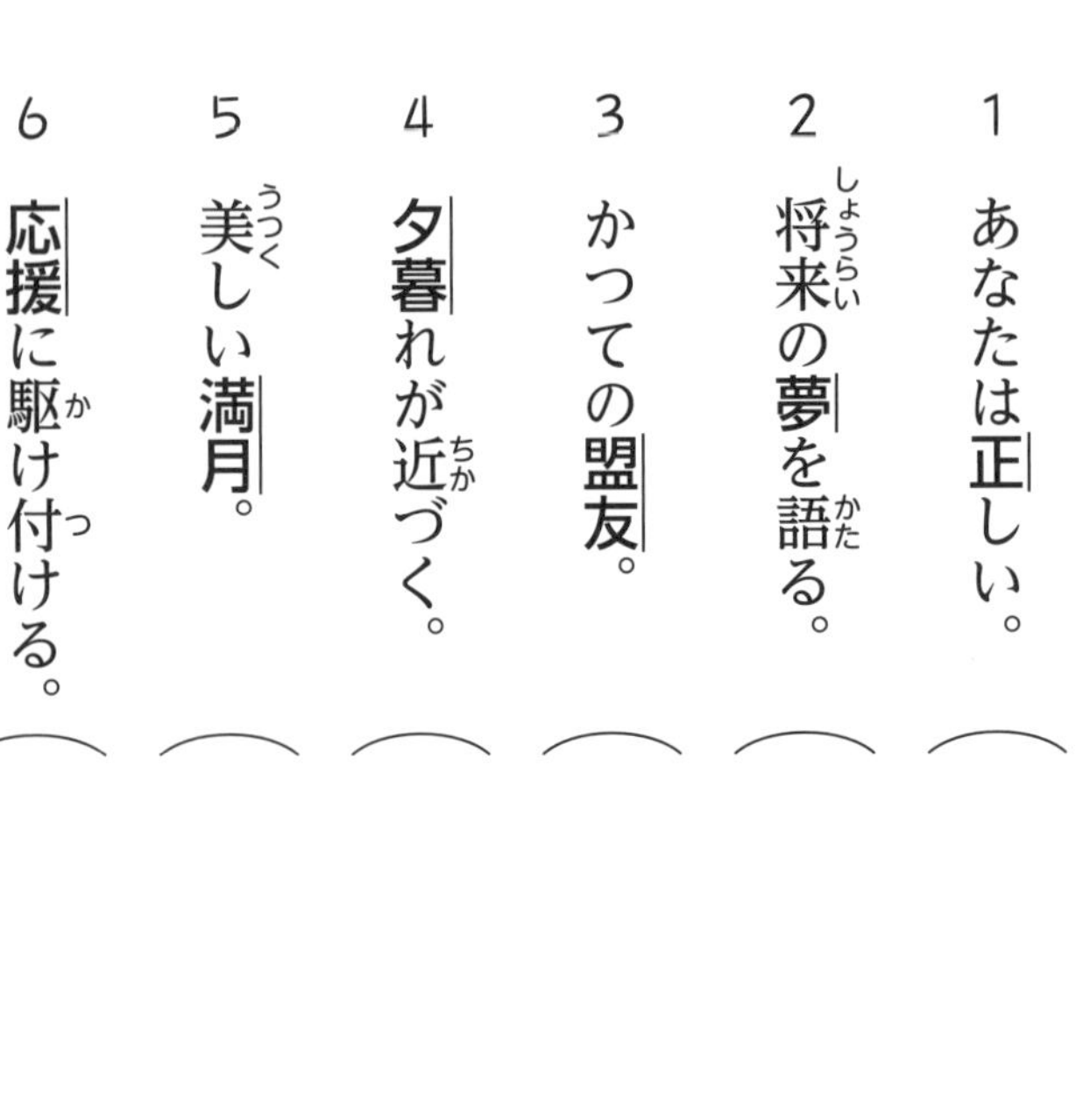

1 あなたは**正**しい。（　　）

2 将来（しょうらい）の**夢**を語（かた）る。（　　）

3 かつての**盟友**。（　　）

4 **夕暮**れが近（ちか）づく。（　　）

5 美（うつく）しい**満月**。（　　）

6 **応援**に駆（か）け付（つ）ける。（　　）

7 計算問題（けいさんもんだい）の□（こた）え。

8 □□（さきゆ）きを案（あん）じる。

9 作品（さくひん）が□□（かんせい）する。

10 □□（でんえん）が広（ひろ）がる。

11 荷物（にもつ）を□□（せいり）する。

12 □□（じぶん）を信（しん）じる。

月　日

得点　／12

●答えはページをめくった後ろにあります。

119日の答え ▶ 1．国連 2．特急 3．入試 4．学割 5．就活 6．駐禁 7．国体 8．万博 9．国保 10．特撮 11．選管 12．原付

2日

季節に関する言葉（春）

――線部は読み方をひらがなで、□は漢字を書きましょう。

月　日

得点　／12

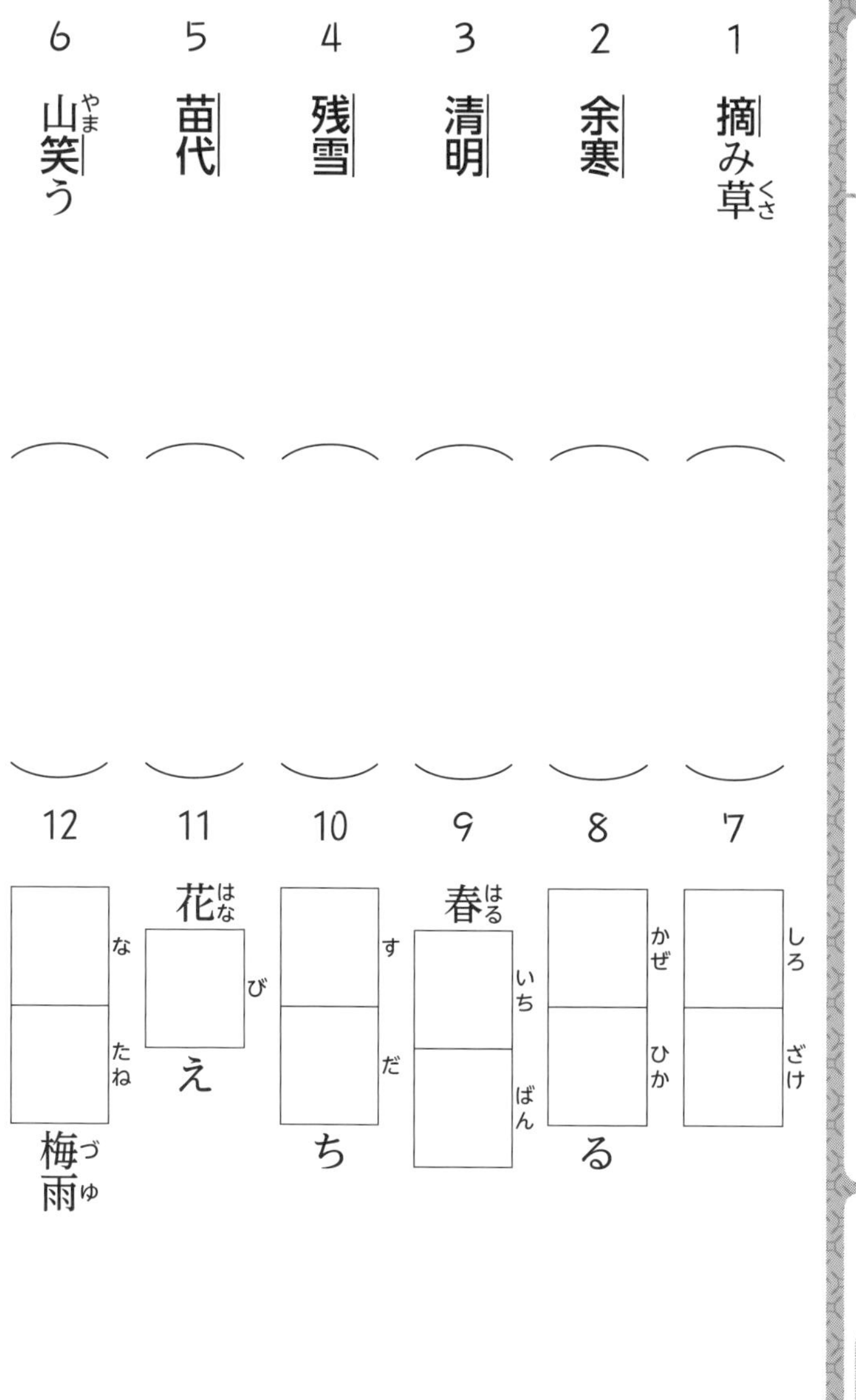

1 摘み草（くさ）

2 余寒

3 清明

4 残雪

5 苗代

6 山（やま）笑う

7 □□（しろざけ）

8 □□（かぜひか）る

9 春（はる）□□（いちばん）

10 □□（すだ）ち

11 花（はな）□（び）え

12 □□（なたね）梅（づ）雨（ゆ）

●答えはページをめくった後ろにあります。

120日の答え▶ 1.と 2.ふだ 3.ちえ 4.くじゅう 5.のうそん 6.にっか 7.泉 8.松 9.項目 10.売店 11.登山 12.確証

3日

覚えておきたい基本の漢字

――線部は読み方をひらがなで、□は漢字を書きましょう。

月　日

得点　／12

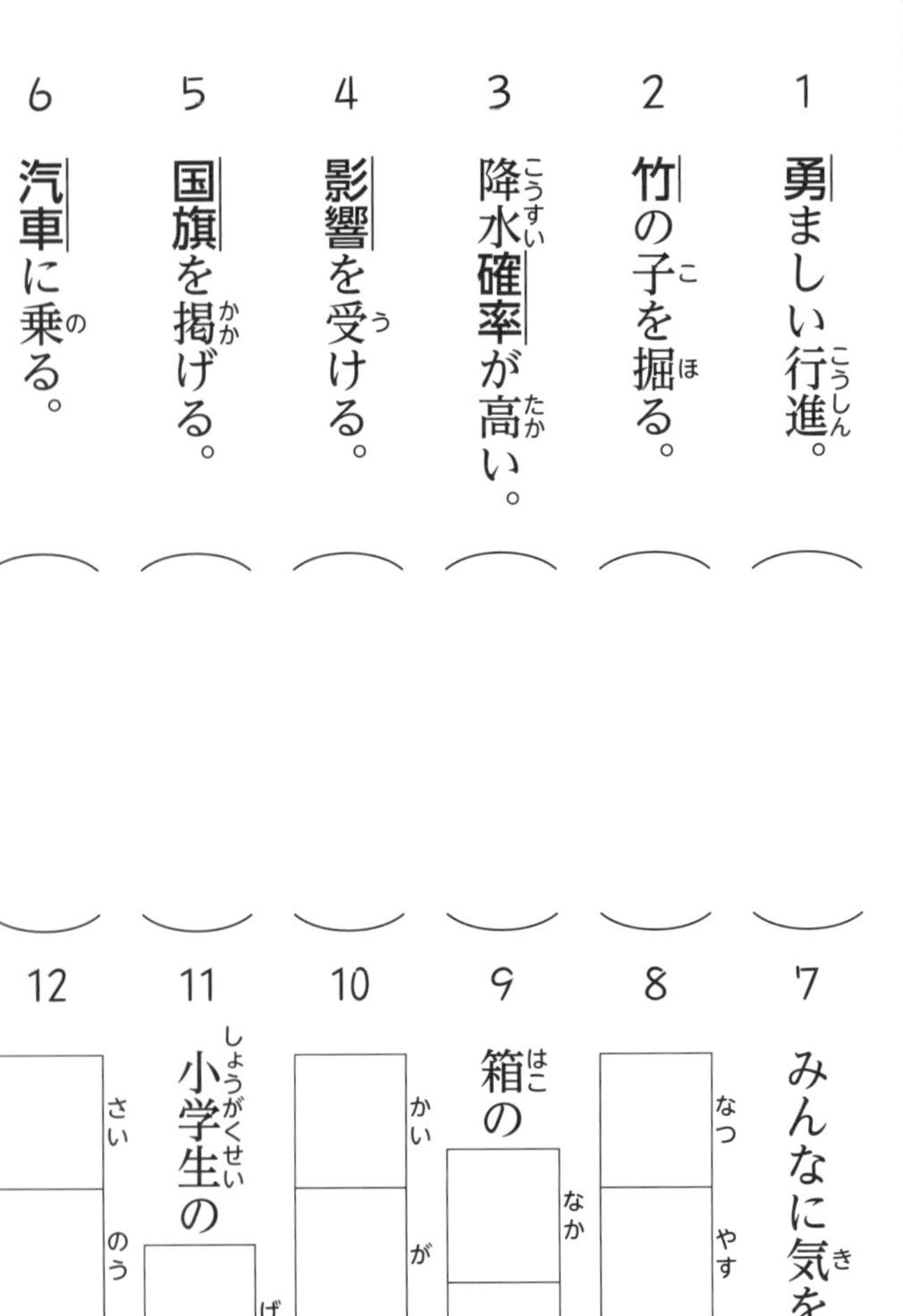

1 勇ましい行進（こうしん）。（　　）

2 竹の子（こ）を掘（ほ）る。（　　）

3 降水（こうすい）確率が高（たか）い。（　　）

4 影響を受（う）ける。（　　）

5 国旗を掲（かか）げる。（　　）

6 汽車に乗（の）る。（　　）

7 みんなに気（き）を□（くば）る。

8 □□（なつやす）みの予定（よてい）。

9 箱（はこ）の□□（なかみ）を見（み）る。

10 □□（かいが）教室（きょうしつ）に通（かよ）う。

11 小学生（しょうがくせい）の□□（げこう）時間（じかん）。

12 □□（さいのう）に磨（みが）きをかける。

1日の答え ▶ 1.ただ 2.ゆめ 3.めいゆう 4.ゆうぐ 5.まんげつ 6.おうえん 7.答 8.先行 9.完成 10.田園 11.整理 12.自分

4日 同音異義語

□に漢字を書きましょう。

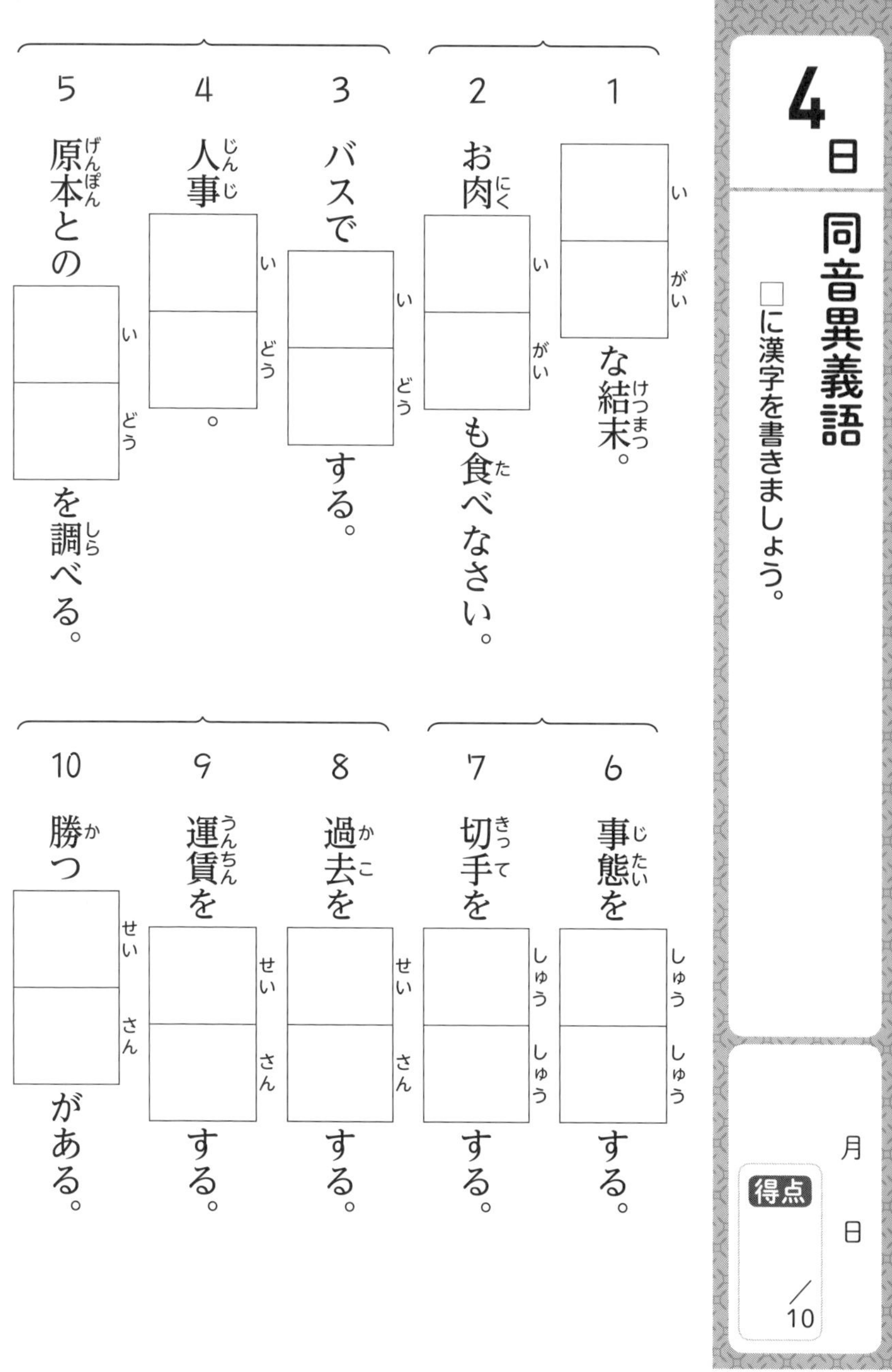

1 □□（いがい）な結末（けつまつ）。

2 お肉（にく）□□（いがい）も食（た）べなさい。

3 バスで□□（いどう）する。

4 人事（じんじ）□□（いどう）。

5 原本（げんぽん）との□□（いどう）を調（しら）べる。

6 事態（じたい）を□□（しゅうしゅう）する。

7 切手（きって）を□□（しゅうしゅう）する。

8 過去（かこ）を□□（せいさん）する。

9 運賃（うんちん）を□□（せいさん）する。

10 勝（か）つ□□（せいさん）がある。

月　日

得点　／10

2日の答え ▶ 1．つ 2．よかん 3．せいめい 4．ざんせつ 5．なわしろ 6．わら 7．白酒 8．風光 9．一番 10．巣立 11．冷 12．菜種

5日 十二支

□にあてはまる漢字を下から選んで書きましょう。

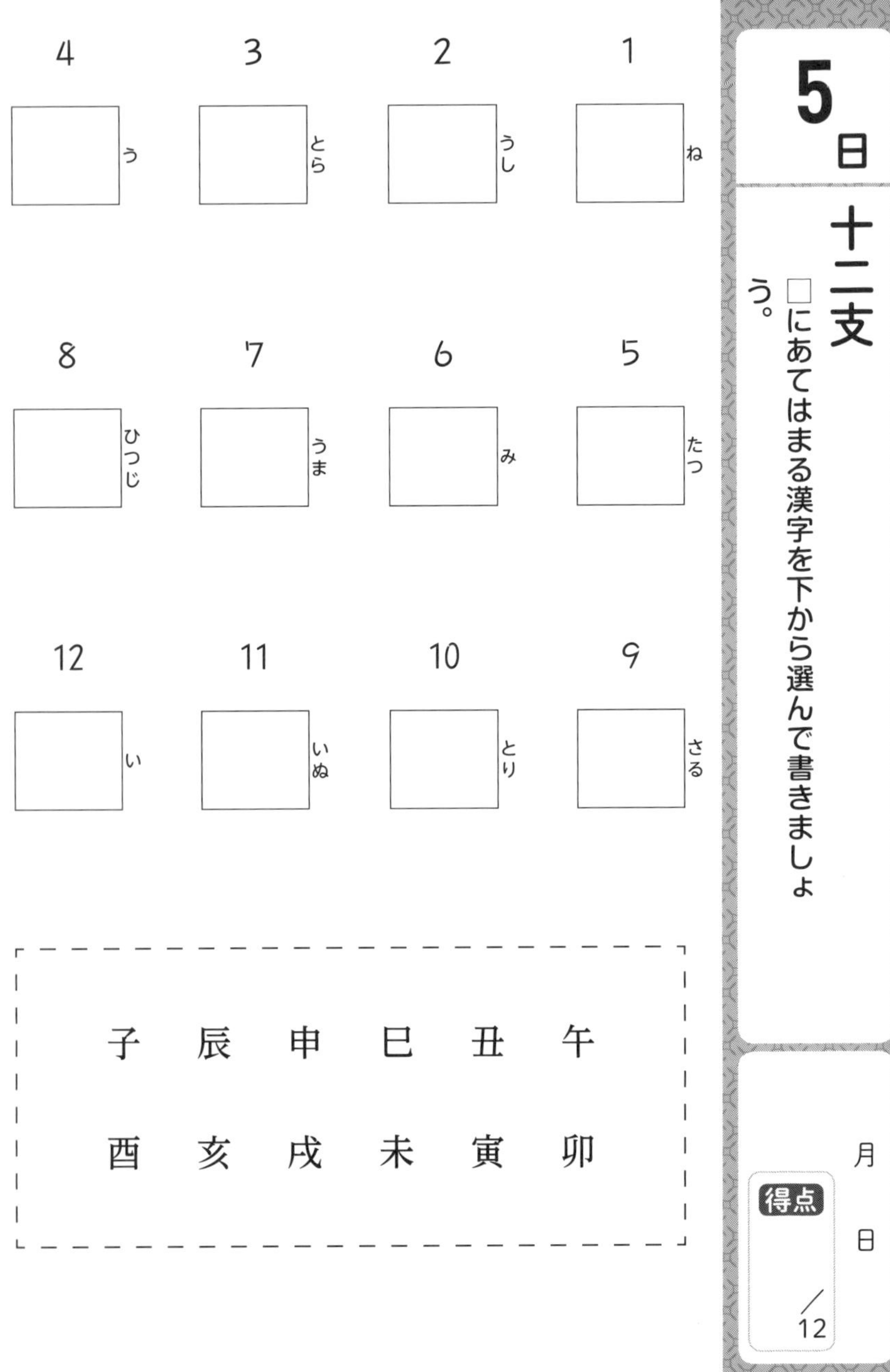

1. □（ね）
2. □（うし）
3. □（とら）
4. □（う）
5. □（たつ）
6. □（み）
7. □（うま）
8. □（ひつじ）
9. □（さる）
10. □（とり）
11. □（いぬ）
12. □（い）

子　辰　申　巳　丑　午

酉　亥　戌　未　寅　卯

月　日

得点　／12

3日の答え ▶ 1.いさ 2.たけ 3.かくりつ 4.えいきょう 5.こっき 6.きしゃ 7.配 8.夏休 9.中身（中味）10.絵画 11.下校 12.才能

6日 覚えておきたい基本の漢字

——線部は読み方をひらがなで、□は漢字を書きましょう。

月　日

得点　／12

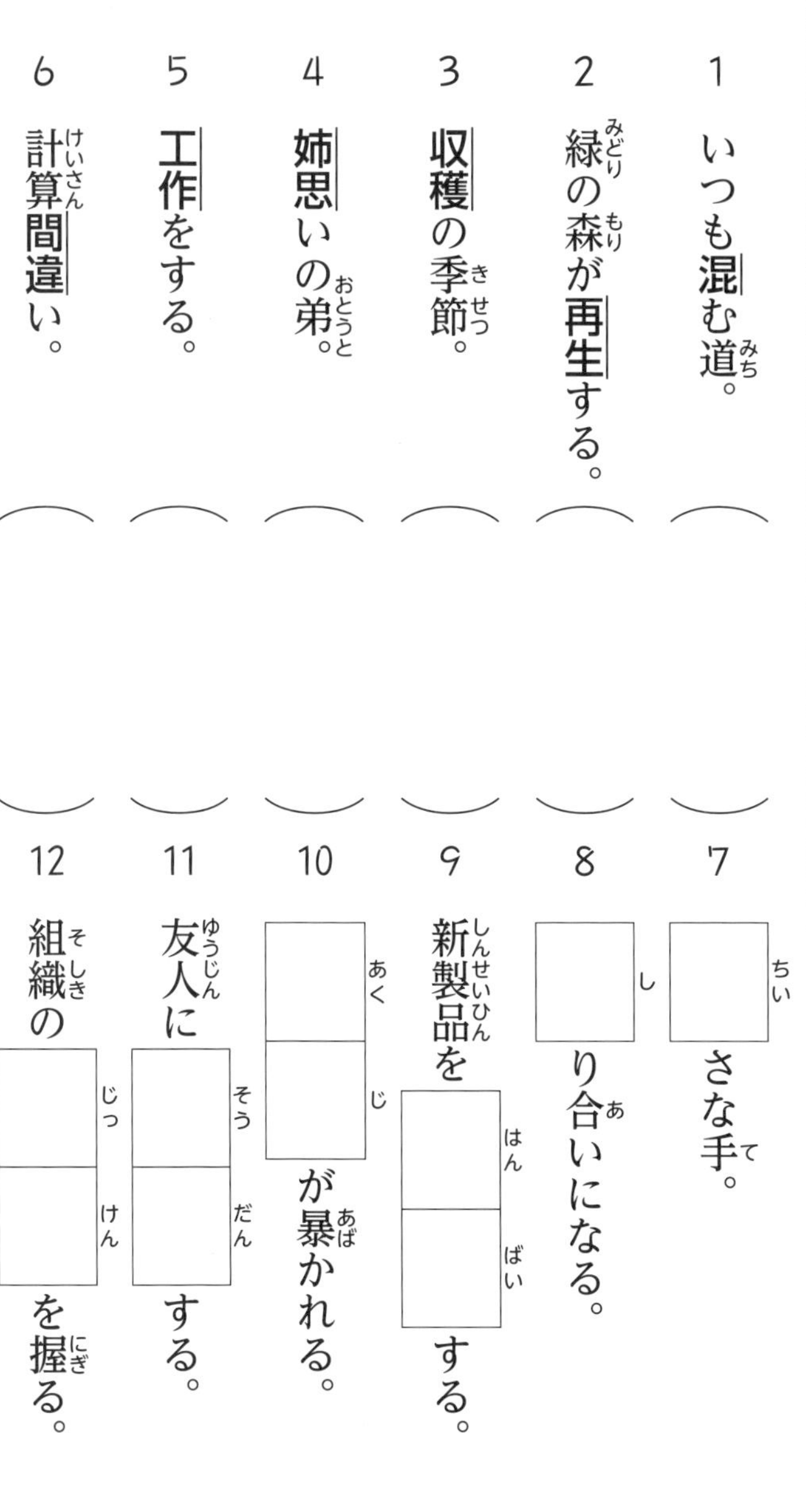

1 いつも混む道(みち)。

2 緑(みどり)の森(もり)が再生する。

3 収穫の季節(きせつ)。

4 姉思いの弟(おとうと)。

5 工作をする。

6 計算(けいさん)間違い。

7 □(ちい)さな手(て)。

8 □(し)り合(あ)いになる。

9 新製品(しんせいひん)を□□(はんばい)する。

10 □□(あくじ)が暴(あば)かれる。

11 友人(ゆうじん)に□□(そうだん)する。

12 組織(そしき)の□□(じっけん)を握(にぎ)る。

4日の答え ▶ 1.意外 2.以外 3.移動 4.異動 5.異同 6.収拾 7.収集 8.清算 9.精算 10.成算

7日

四字熟語

――線部は読み方をひらがなで、□は漢字を書きましょう。

月　日

得点　／12

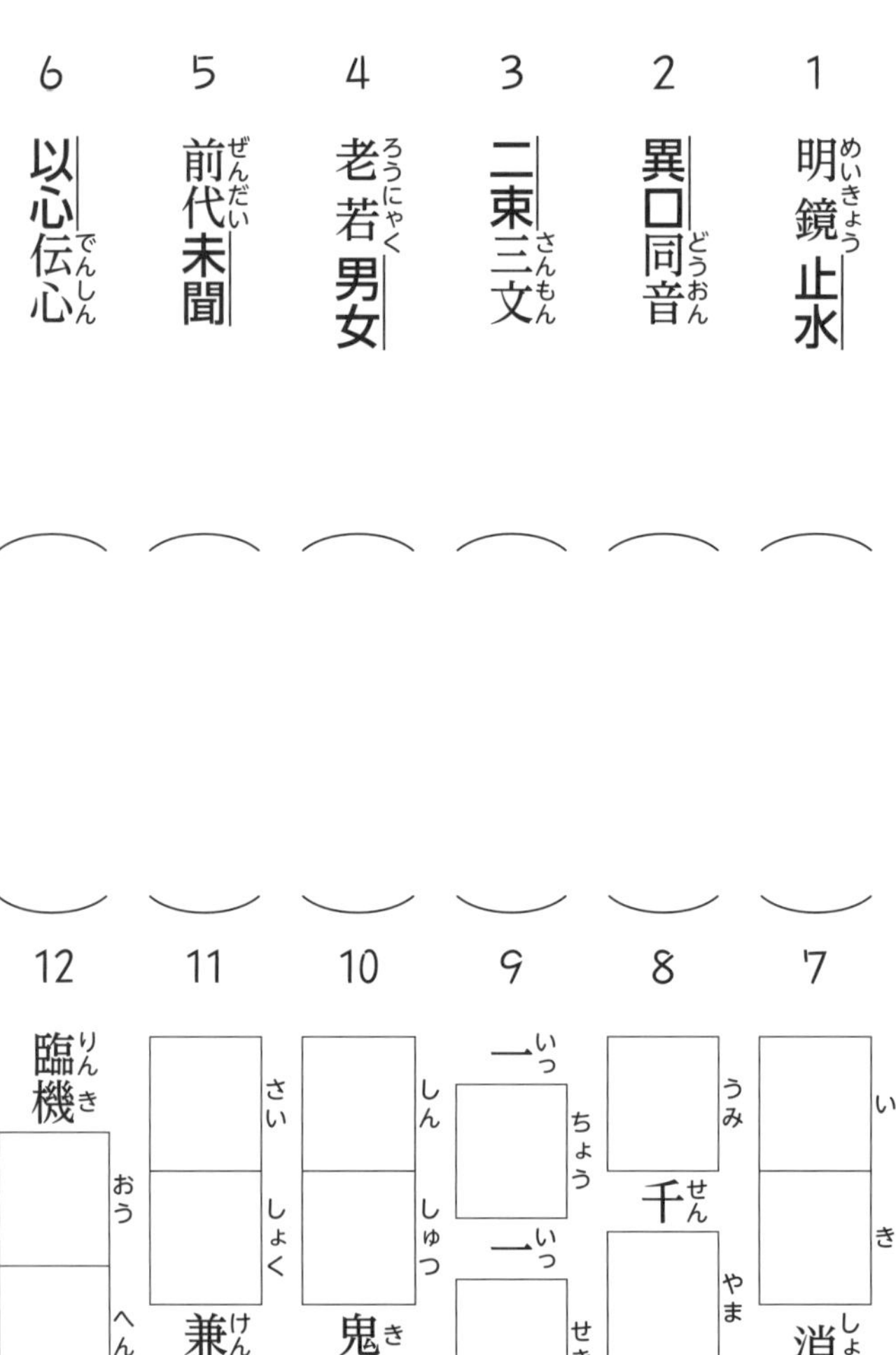

1 明鏡止水（めいきょうしすい）（　　）
2 異口同音（いくどうおん）（　　）
3 二束三文（にそくさんもん）（　　）
4 老若男女（ろうにゃくなんにょ）（　　）
5 前代未聞（ぜんだいみもん）（　　）
6 以心伝心（いしんでんしん）（　　）

7 □□（いき）消沈（しょうちん）
8 □（うみ）千（せん）□（やま）千（せん）
9 一（いっ）□（ちょう）一（いっ）□（せき）
10 □□（しんしゅつ）鬼没（きぼつ）
11 □□（さいしょく）兼備（けんび）
12 臨機（りんき）□□（おうへん）

5日の答え▶ 1.子 2.丑 3.寅 4.卯 5.辰 6.巳 7.午 8.未 9.申 10.酉 11.戌 12.亥

8日 覚えておきたい基本の漢字

――線部は読み方をひらがなで、□は漢字を書きましょう。

月　日

得点　／12

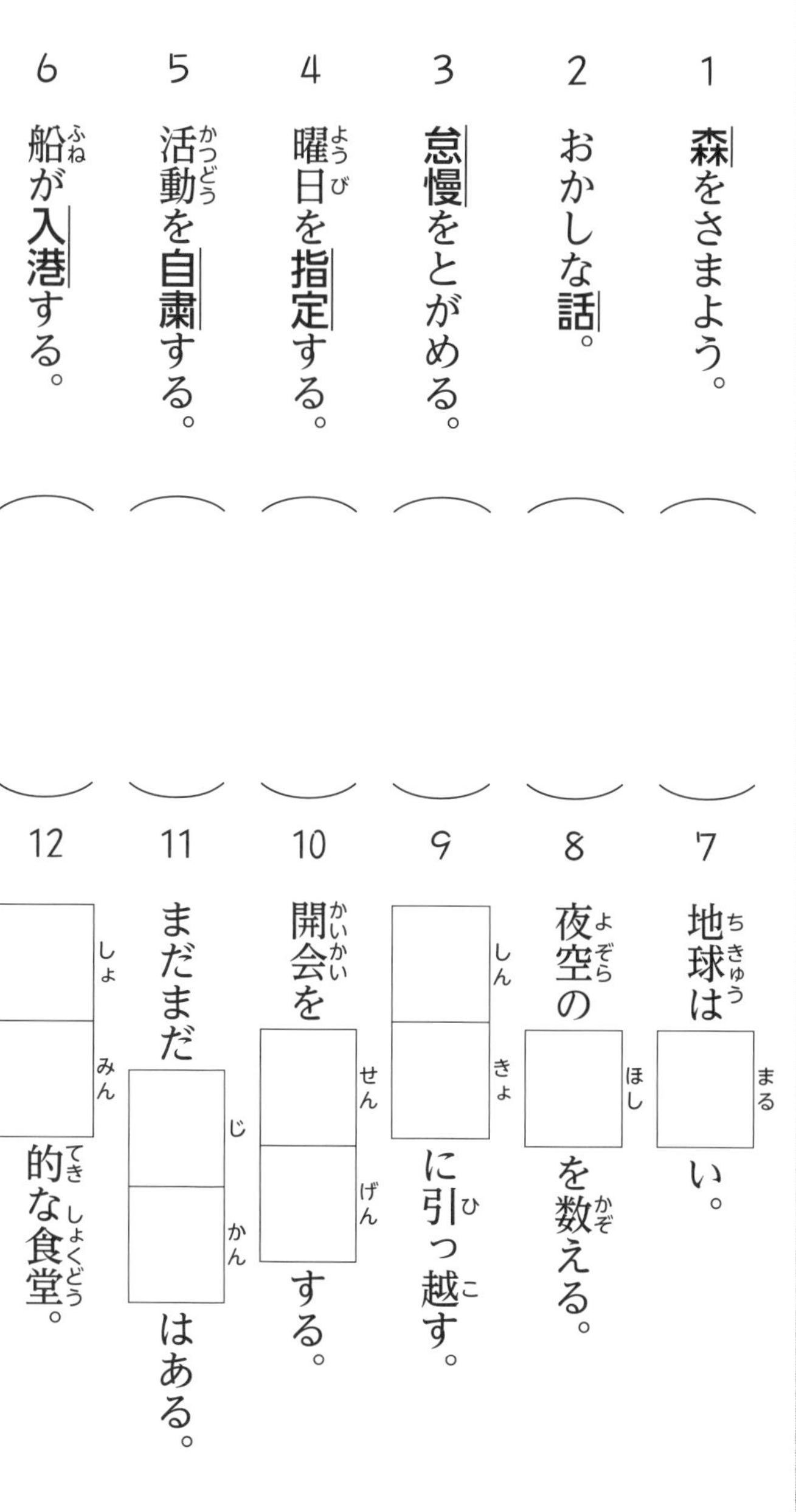

1　森をさまよう。（　　　）

2　おかしな話。（　　　）

3　怠慢をとがめる。（　　　）

4　曜日（ようび）を指定する。（　　　）

5　活動（かつどう）を自粛する。（　　　）

6　船（ふね）が入港する。（　　　）

7　地球（ちきゅう）は□（まる）い。

8　夜空（よぞら）の□（ほし）を数（かぞ）える。

9　□□（しんきょ）に引（ひ）っ越（こ）す。

10　開会（かいかい）を□□（せんげん）する。

11　まだまだ□□（じかん）はある。

12　□□（しょみん）的（てき）な食堂（しょくどう）。

6日の答え ▶ 1.こ 2.さいせい 3.しゅうかく 4.あねおも 5.こうさく 6.まちが 7.小 8.知 9.販売 10.悪事 11.相談 12.実権

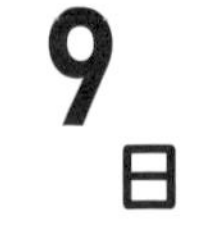

色を表す言葉

――線部は読み方をひらがなで、□は漢字を書きましょう。

1 紺色（いろ）

2 紫色（いろ）

3 群青色（いろ）

4 瑠璃色（いろ）

5 山吹色（いろ）

6 漆黒

7 □（しん）□（く）

8 □（おう）□（ど）色（いろ）

9 □（ふか）□（みどり）

10 □（わか）□（くさ）色（いろ）

11 □（こ）□（むぎ）色（いろ）

12 □（にゅう）□（はく）色（しょく）

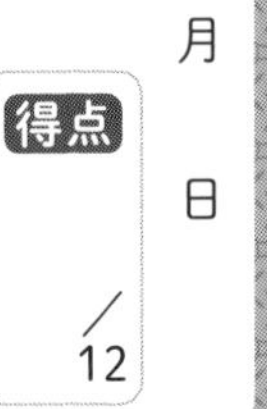

7日の答え ▶ 1. しすい 2. いく 3. にそく 4. なんにょ 5. みもん 6. いしん 7. 意気 8. 海・山 9. 朝・夕 10. 神出 11. 才色 12. 応変

10日

覚えておきたい基本の漢字

――線部は読み方をひらがなで、□は漢字を書きましょう。

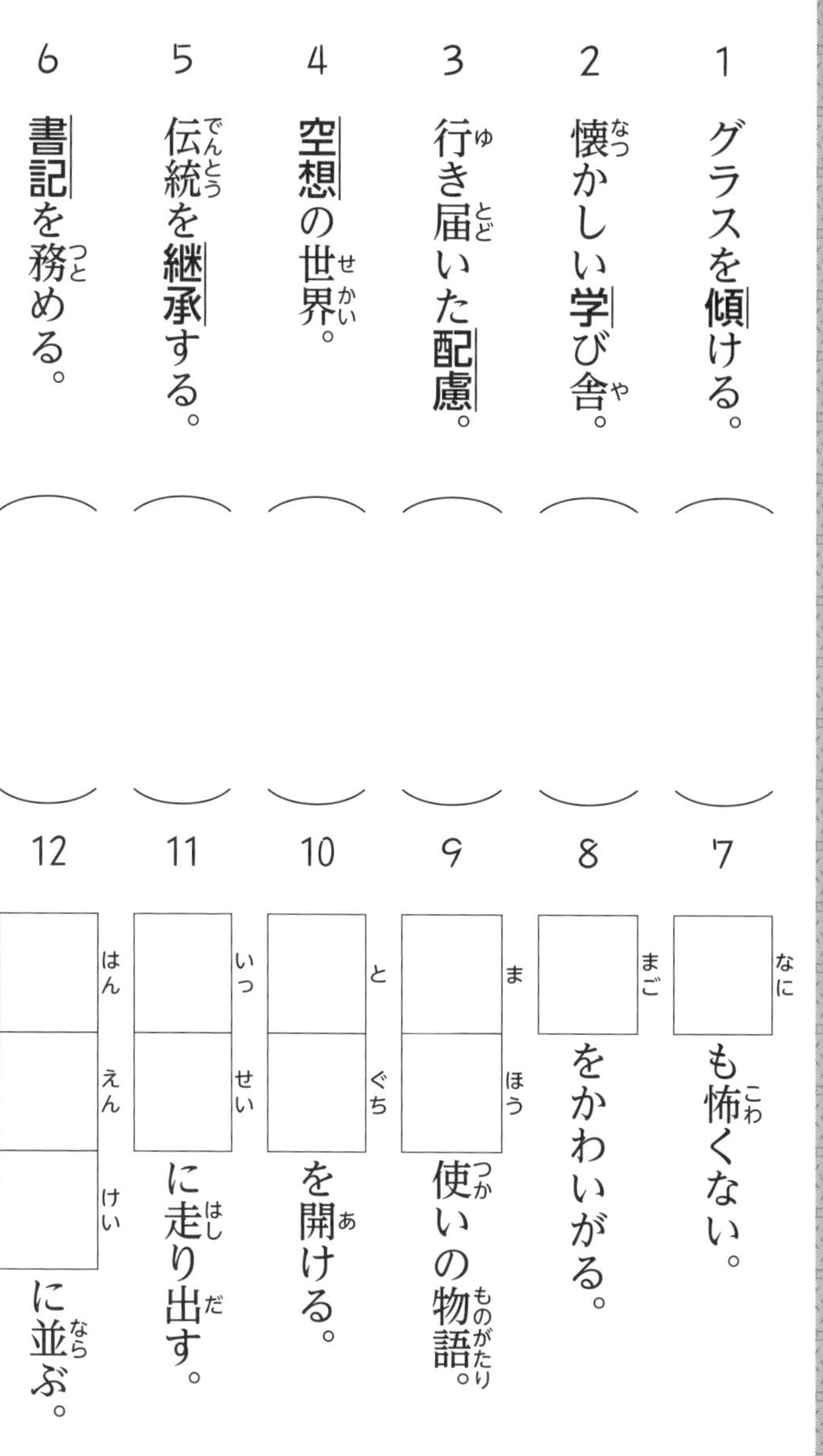

1 グラスを傾ける。（　　）

2 懐かしい学び舎。（　　）

3 行き届いた配慮。（　　）

4 空想の世界。（　　）

5 伝統を継承する。（　　）

6 書記を務める。（　　）

7 □（なに）も怖くない。

8 □（まご）をかわいがる。

9 □□（まほう）使いの物語。

10 □□（とぐち）を開ける。

11 □□（いっせい）に走り出す。

12 □□□（はんえんけい）に並ぶ。

月　日

得点　／12

8日の答え ▶ 1. もり 2. はなし 3. たいまん 4. してい 5. じしゅく 6. にゅうこう 7. 丸 8. 星 9. 新居 10. 宣言 11. 時間 12. 庶民

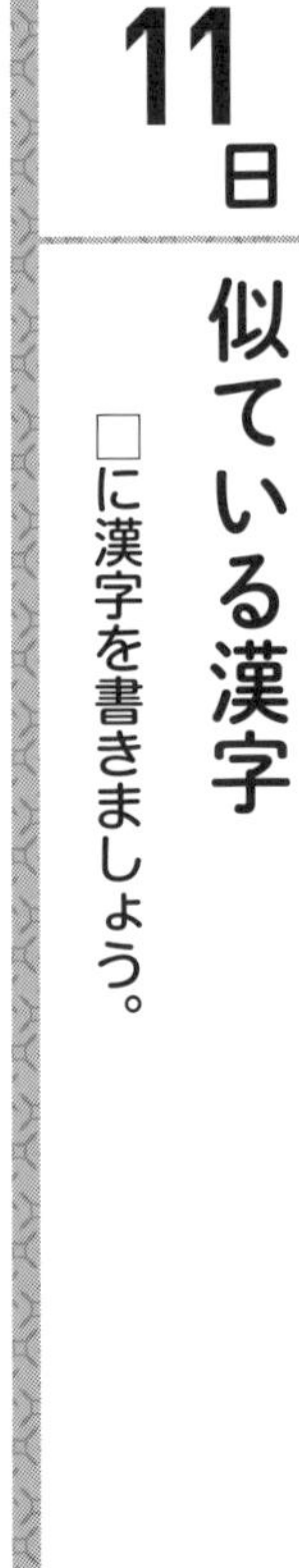

11日 似ている漢字

□に漢字を書きましょう。

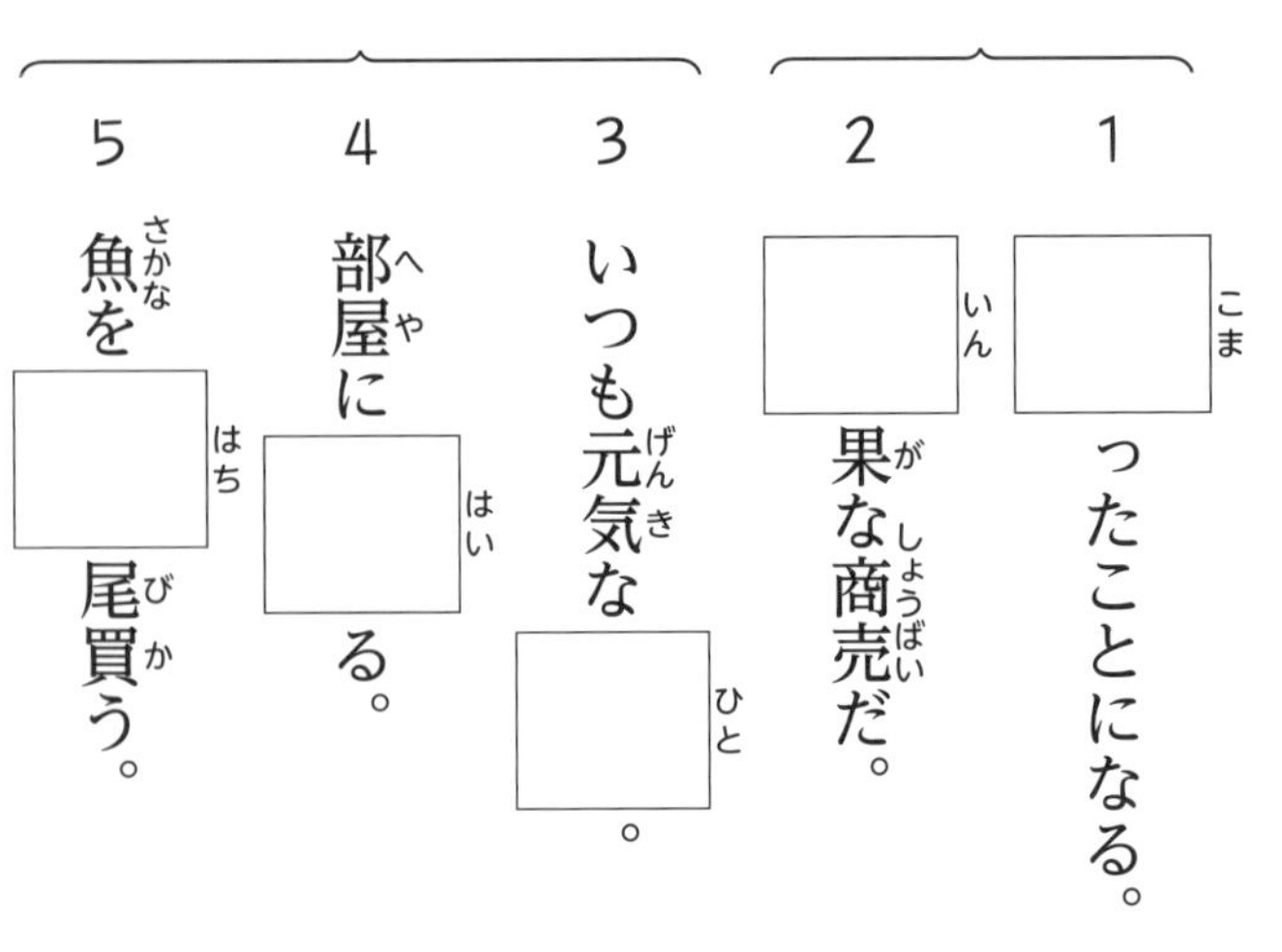

1 □（こま）ったことになる。

2 □（いん）果（が）な商売（しょうばい）だ。

3 いつも元気（げんき）な□（ひと）。

4 部屋（へや）に□（はい）る。

5 魚（さかな）を□（はち）尾（び）買（か）う。

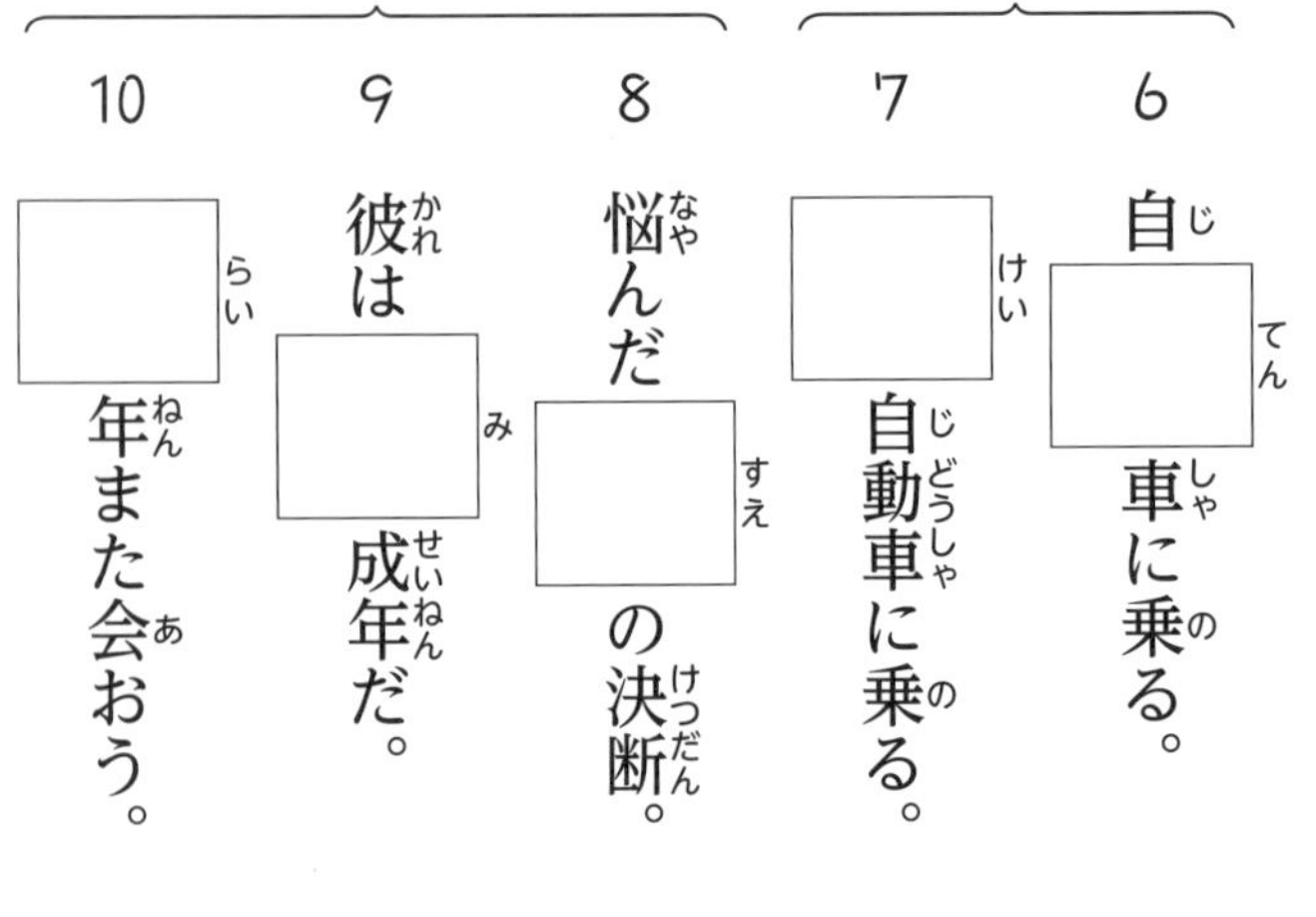

6 自（じ）□（てん）車（しゃ）に乗（の）る。

7 □（けい）自動車（じどうしゃ）に乗（の）る。

8 悩（なや）んだ□（すえ）の決断（けつだん）。

9 彼（かれ）は□（み）成年（せいねん）だ。

10 □（らい）年（ねん）また会（あ）おう。

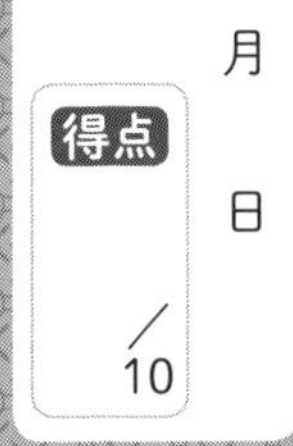

月　日

得点　／10

9日の答え ▶ 1. こん 2. むらさき 3. ぐんじょう 4. るり 5. やまぶき 6. しっこく 7. 真紅（深紅）8. 黄土 9. 深緑 10. 若草 11. 小麦 12. 乳白

12日

日本の昔ながらの遊び

——線部は読み方をひらがなで、□は漢字を書きましょう。

1 独楽回(まわ)し（　　）

2 双六（　　）

3 剣玉（　　）

4 鬼ごっこ（　　）

5 綾取り（　　）

6 □(は)□(ね)突(っ)き

7 □(たけ)□(うま)

8 □(かん)蹴(け)り

9 □(ふく)□(わら)い

10 □(かみ)□(ふう)□(せん)

月　日

得点　／10

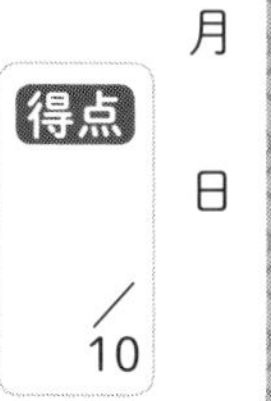

10日の答え▶ 1.かたむ 2.まな 3.はいりょ 4.くうそう 5.けいしょう 6.しょき 7.何 8.孫 9.魔法 10.戸口 11.一斉 12.半円形

13日

覚えておきたい基本の漢字

――線部は読み方をひらがなで、□は漢字を書きましょう。

1 晴れやかな気分(きぶん)。（　　）

2 伝統文化(でんとうぶんか)への回帰。（　　）

3 告知(こくち)を掲示する。（　　）

4 臣下に慕(した)われる王(おう)。（　　）

5 アフリカの大草原(だい)。（　　）

6 交渉の余地(よち)はある。（　　）

7 □(かんが)える力(ちから)。

8 人生山(じんせいやま)あり□(たに)あり。

9 事業(じぎょう)を□□(そくしん)する。

10 宝石(ほうせき)に□□(ほけん)を掛(か)ける。

11 運動(うんどう)して□□(きんにく)をつける。

12 □□□(にっしゃびょう)に注意(ちゅうい)する。

月　日

得点　／12

11日の答え ▶ 1.困 2.因 3.人 4.入 5.八 6.転 7.軽 8.末 9.未 10.来

14日

ことわざ

——線部は読み方をひらがなで、□は漢字を書きましょう。

月　日

得点　／12

1 棚からぼた餅(もち)（　　）

2 命(いのち)あっての物種（　　）

3 うそも方便（　　）

4 亀(かめ)の甲より年(とし)の劫(こう)（　　）

5 七転(ななころ)び八起き（　　）

6 昔(むかし)とった杵柄（　　）

7 百聞(ひゃくぶん)は□□(いっけん)にしかず

8 二階(にかい)から□□(めぐすり)

9 人(ひと)の口(くち)に□(と)は立(た)てられぬ

10 雨降(あめふ)って地(じ)□(かた)まる

11 住(す)めば□(みやこ)

12 釈迦(しゃか)に□□(せっぽう)

12日の答え ▶ 1.こま 2.すごろく 3.けんだま 4.おに 5.あやと 6.羽根 7.竹馬 8.缶 9.福笑 10.紙風船

15日

覚えておきたい基本の漢字

――線部は読み方をひらがなで、□は漢字を書きましょう。

月　日

得点　／12

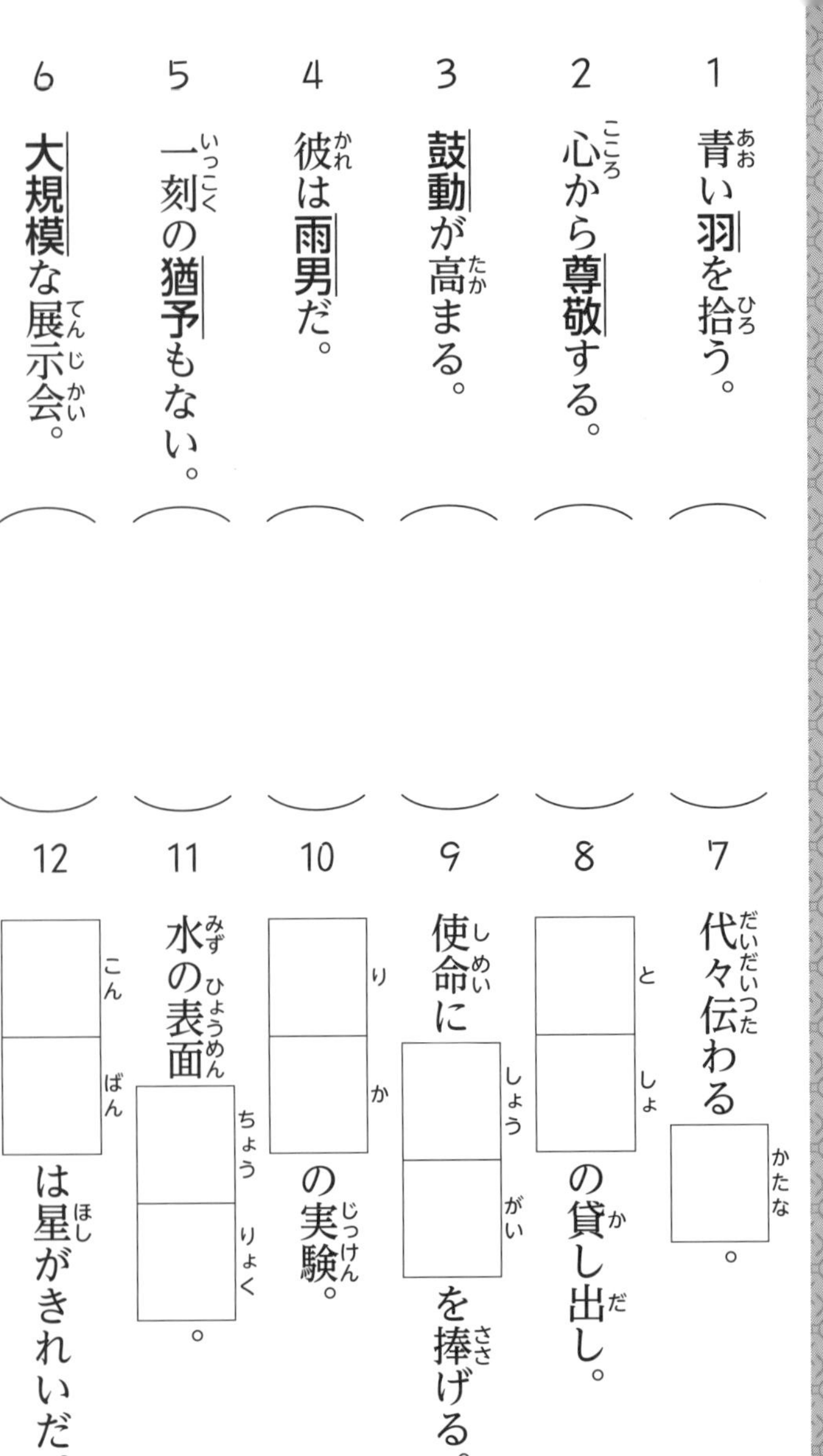

1 青(あお)い羽を拾(ひろ)う。（　　）

2 心(こころ)から尊敬する。（　　）

3 鼓動が高(たか)まる。（　　）

4 彼(かれ)は雨男だ。（　　）

5 一刻(いっこく)の猶予もない。（　　）

6 大規模な展示会(てんじかい)。（　　）

7 代々伝(だいだいつた)わる□(かたな)。

8 □□(としょ)の貸(か)し出(だ)し。

9 使命(しめい)に□□(しょうがい)を捧(ささ)げる。

10 □□(りか)の実験(じっけん)。

11 水(みず)の表面(ひょうめん)□□(ちょうりょく)。

12 □□(こんばん)は星(ほし)がきれいだ。

13日の答え▶ 1. は 2. かいき 3. けいじ 4. しんか 5. そうげん 6. こうしょう 7. 考 8. 谷 9. 促進 10. 保険 11. 筋肉 12. 日射病

16日 同訓異字

□に漢字を書きましょう。

月　日

得点　／10

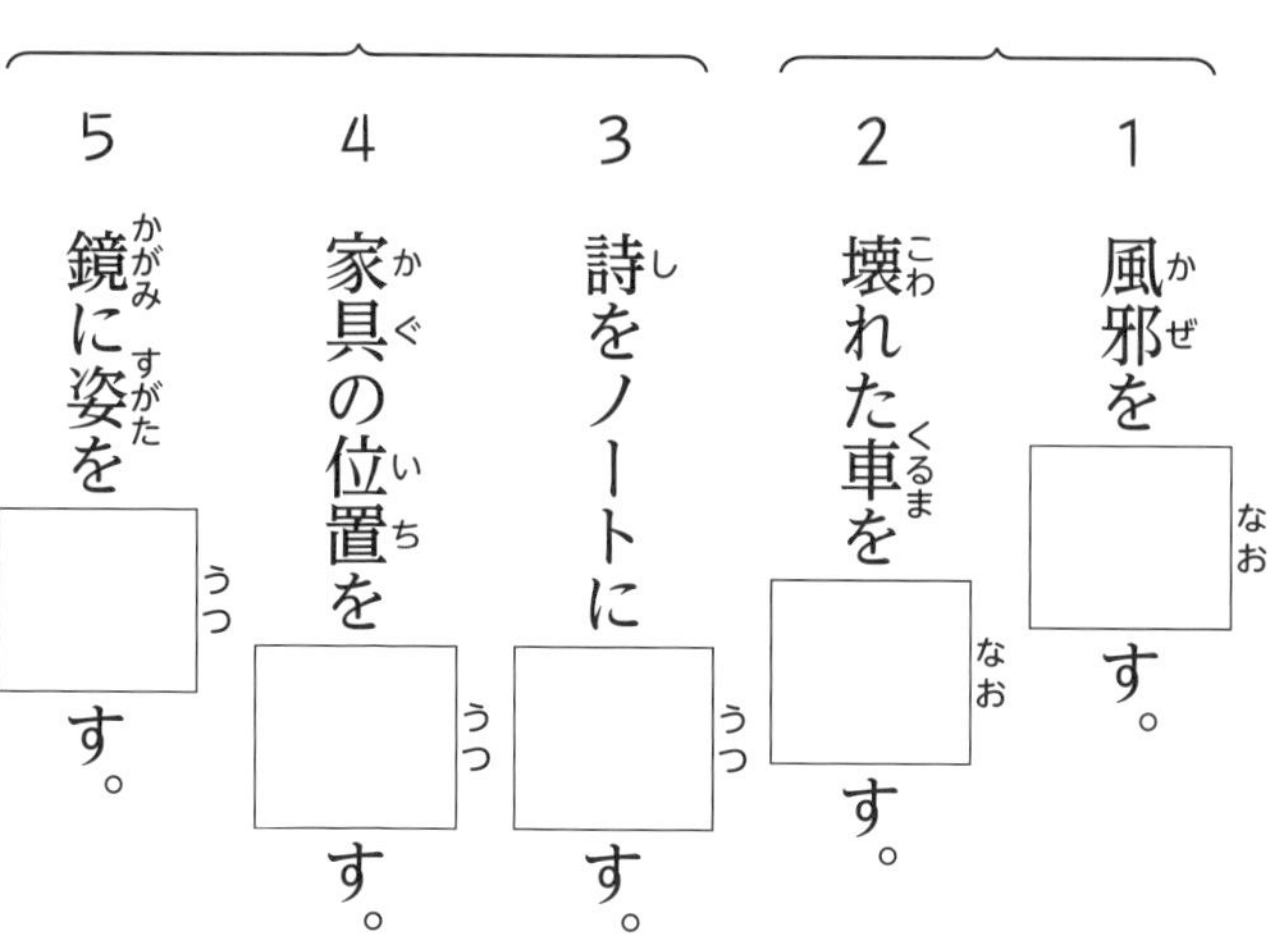

1　風邪（かぜ）を□（なお）す。

2　壊（こわ）れた車（くるま）を□（なお）す。

3　詩（し）をノートに□（うつ）す。

4　家具（かぐ）の位置（いち）を□（うつ）す。

5　鏡（かがみ）に姿（すがた）を□（うつ）す。

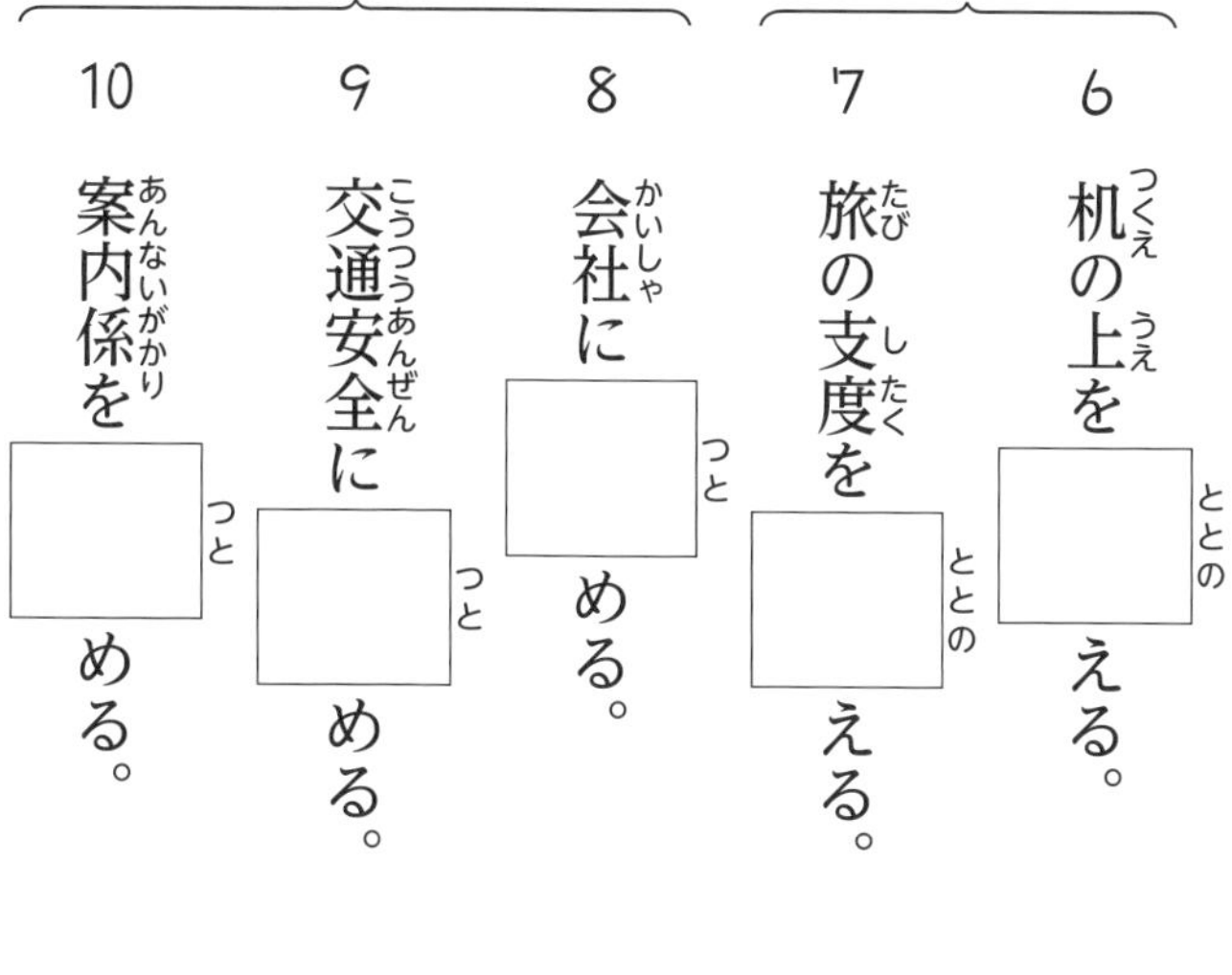

6　机（つくえ）の上（うえ）を□（ととの）える。

7　旅（たび）の支度（したく）を□（ととの）える。

8　会社（かいしゃ）に□（つと）める。

9　交通安全（こうつうあんぜん）に□（つと）める。

10　案内係（あんないがかり）を□（つと）める。

14日の答え▶ 1．たな 2．ものだね 3．ほうべん 4．こう 5．やお 6．きねづか 7．一見 8．目薬 9．戸 10．固 11．都 12．説法

17日

春の花の名前

――線部は読み方をひらがなで、□は漢字を書きましょう。

1 桃

2 鈴蘭

3 木蓮

4 牡丹

5 薔薇

6 □（うめ）

7 □（さくら）

8 □（しろ）詰草（つめくさ）

9 □（な）の花（はな）

10 □□（はは こ）草（ぐさ）

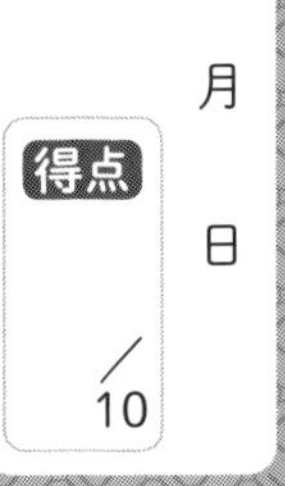

月　日

得点　／10

15日の答え ▶ 1. はね 2. そんけい 3. こどう 4. あめおとこ 5. ゆうよ 6. だいきぼ 7. 刀 8. 図書 9. 生涯 10. 理科 11. 張力 12. 今晩

18日

覚えておきたい基本の漢字

――線部は読み方をひらがなで、□は漢字を書きましょう。

1 祝(いわ)いの席(せき)を設ける。（　　）

2 門(もん)に鍵をかける。（　　）

3 懇意な間柄(あいだがら)。（　　）

4 電灯が輝(かがや)く。（　　）

5 海岸沿(ぞ)いの道(みち)。（　　）

6 駅員を呼(よ)ぶ。（　　）

7 わが国(くに)の□(あゆ)み。

8 勝利(しょうり)の□□(えいこう)。

9 □□(ていねい)な話(はな)し方(かた)。

10 □□(ごご)から雨(あめ)らしい。

11 □□(さとやま)の自然(しぜん)。

12 学(まな)んだことを□□(じっせん)する。

月　日

得点 ／12

16日の答え ▶ 1.治 2.直 3.写 4.移 5.映 6.整 7.調 8.勤 9.努 10.務

19日 対義語

□に漢字を書き、対義語の組を完成させましょう。

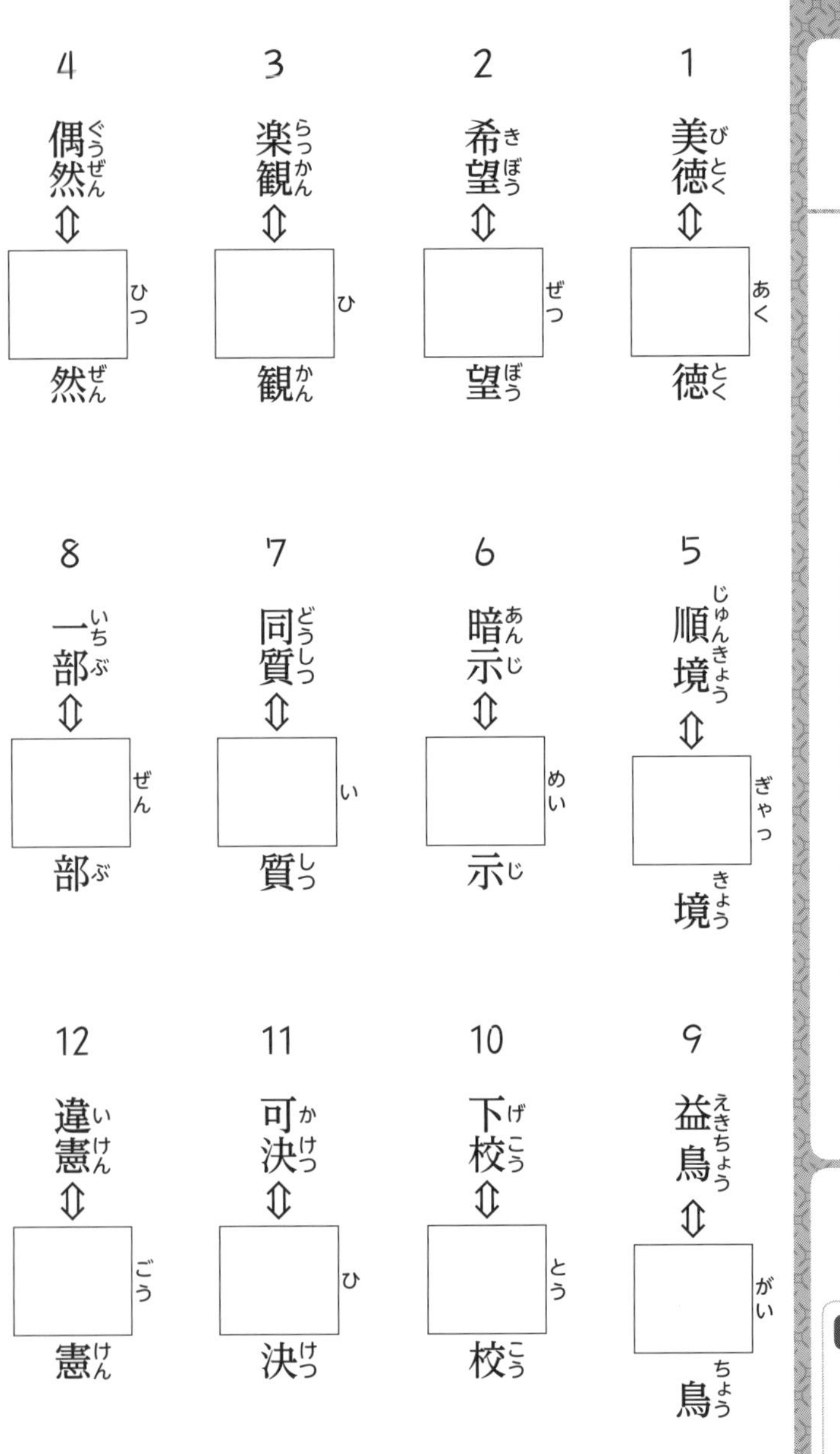

月　日

得点　／12

17日の答え ▶ 1. もも 2. すずらん 3. もくれん 4. ぼたん 5. ばら
6. 梅 7. 桜 8. 白 9. 菜 10. 母子

20日

覚えておきたい基本の漢字

――線部は読み方をひらがなで、□は漢字を書きましょう。

月　日

得点　／12

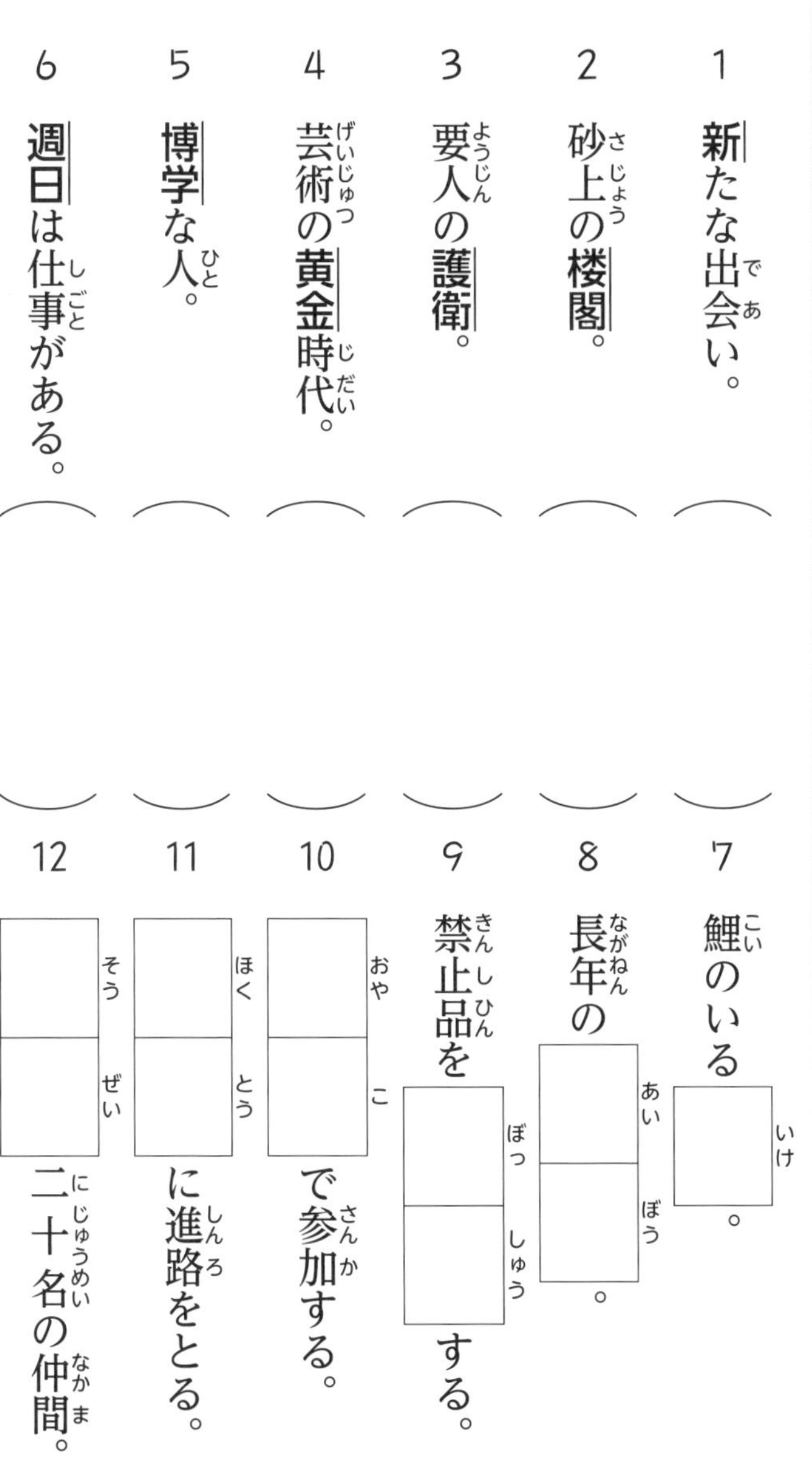

1 新たな出会(であ)い。

2 砂上(さじょう)の楼閣。

3 要人(ようじん)の護衛。

4 芸術(げいじゅつ)の黄金時代(じだい)。

5 博学な人(ひと)。

6 週日は仕事(しごと)がある。

7 鯉(こい)のいる［いけ］。

8 長年(ながねん)の［あいぼう］。

9 禁止品(きんしひん)を［ぼっしゅう］する。

10 ［おやこ］で参加(さんか)する。

11 ［ほくとう］に進路(しんろ)をとる。

12 ［そうぜい］二十名(にじゅうめい)の仲間(なかま)。

18日の答え ▶ 1. もう 2. かぎ 3. こんい 4. でんとう 5. かいがん 6. えきいん 7. 歩 8. 栄光 9. 丁寧 10. 午後 11. 里山 12. 実践

21日

観光名所（東日本編）

――線部の読み方をひらがなで書きましょう。

月　日

得点　／10

1 函館山（北海道）（　　）
2 小樽運河（北海道）（　　）
3 田沢湖（秋田）（　　）
4 龍泉洞（岩手）（　　）
5 平泉（岩手）（　　）
6 奥入瀬渓流（青森）（　　）
7 銀山温泉（山形）（　　）
8 御釜（宮城）（　　）
9 五色沼（福島）（　　）
10 萬代橋（新潟）（　　）

19日の答え▶ 1.悪 2.絶 3.悲 4.必 5.逆 6.明 7.異 8.全 9.害 10.登 11.否 12.合

22日

覚えておきたい基本の漢字

――線部は読み方をひらがなで、□は漢字を書きましょう。

1　アルバイトを雇う。（　　　）

2　大(おお)きな雲が浮(う)かぶ。（　　　）

3　名誉(めいよ)の負傷。（　　　）

4　桜(さくら)の開花(かいか)前線。（　　　）

5　同時に立(た)ち上(あ)がる。（　　　）

6　首位(しゅい)を奪還する。（　　　）

7　□(まん)が一(いち)に備(そな)える。

8　動物園(どうぶつえん)から猿(さる)が□(に)げる。

9　ペットの□(か)い主(ぬし)。

10　□□(さくぶん)が得意(とくい)だ。

11　□□(うらぐち)から外(そと)へ出(で)る。

12　□□(せなか)がかゆい。

月　日

得点　／12

20日の答え ▶ 1. あら 2. ろうかく 3. ごえい 4. おうごん 5. はくがく 6. しゅうじつ 7. 池 8. 相棒 9. 没収 10. 親子 11. 北東 12. 総勢

23日

特別な読み方の言葉

――線部の読み方をひらがなで書きましょう。

1 お母さんに甘(あま)える。（　　）

2 お父さんが起(お)きた。（　　）

3 兄さんが寝坊(ねぼう)する。（　　）

4 姉さんと散歩(さんぽ)する。（　　）

5 字(じ)が上手な人(ひと)。（　　）

6 息子が成人(せいじん)する。（　　）

7 今朝は体調(たいちょう)がいい。（　　）

8 毎月(まいつき)一日に会(あ)う。（　　）

9 果物は健康(けんこう)に良(よ)い。（　　）

10 風流(ふうりゅう)な数寄屋。（　　）

月　日

得点　／10

21日の答え▶ 1．はこだて 2．おたる 3．たざわこ 4．りゅうせんどう 5．ひらいずみ 6．おいらせ 7．ぎんざん 8．おかま 9．ごしき 10．ばんだいばし

24日

覚えておきたい基本の漢字

――線部は読み方をひらがなで、□は漢字を書きましょう。

月　日

得点　／12

1 黙って考(かんが)える。（　　）

2 思(おも)い出(で)を記す。（　　）

3 ワインの醸造工場(こうじょう)。（　　）

4 美(うつく)しい歌声。（　　）

5 的確に見抜(みぬ)く。（　　）

6 遠近両用(りょうよう)めがね。（　　）

7 大福(だいふく)を□(か)う。

8 年末(ねんまつ)の□□(やすう)り。

9 □□(げんかく)な家庭(かてい)。

10 旅先(たびさき)で迷(まよ)って□□(こころぼそ)い。

11 銀(ぎん)の採(と)れる□□(こうざん)。

12 車(くるま)を□□(げんそく)させる。

22日の答え ▶ 1. やと 2. くも 3. ふしょう 4. ぜんせん 5. どうじ 6. だっかん 7. 万 8. 逃 9. 飼 10. 作文 11. 裏口 12. 背中

25日

気象・天文に関する言葉

――線部は読み方をひらがなで、□は漢字を書きましょう。

1 七色（なないろ）の虹がかかる。（　　）

2 濃霧注意報（ちゅういほう）が出（で）る。（　　）

3 強（つよ）い偏西風が吹（ふ）く。（　　）

4 太陽（たいよう）は恒星だ。（　　）

5 銀河の広（ひろ）がり。（　　）

6 □□（にっしょう）時間（じかん）が長（なが）くなる。

7 今週（こんしゅう）は□□（こうすい）確率（かくりつ）が低（ひく）い。

8 □□□（こうきあつ）に覆（おお）われる。

9 地球（ちきゅう）は□□（じてん）している。

10 今夜（こんや）は皆既（かいき）□□（げっしょく）だ。

月　日

得点　／10

23日の答え ▶ 1.かあ 2.とう 3.にい 4.ねえ 5.じょうず 6.むすこ 7.けさ 8.ついたち 9.くだもの 10.すきや

26日 書き間違えやすい漢字・言葉

□に漢字を書きましょう。

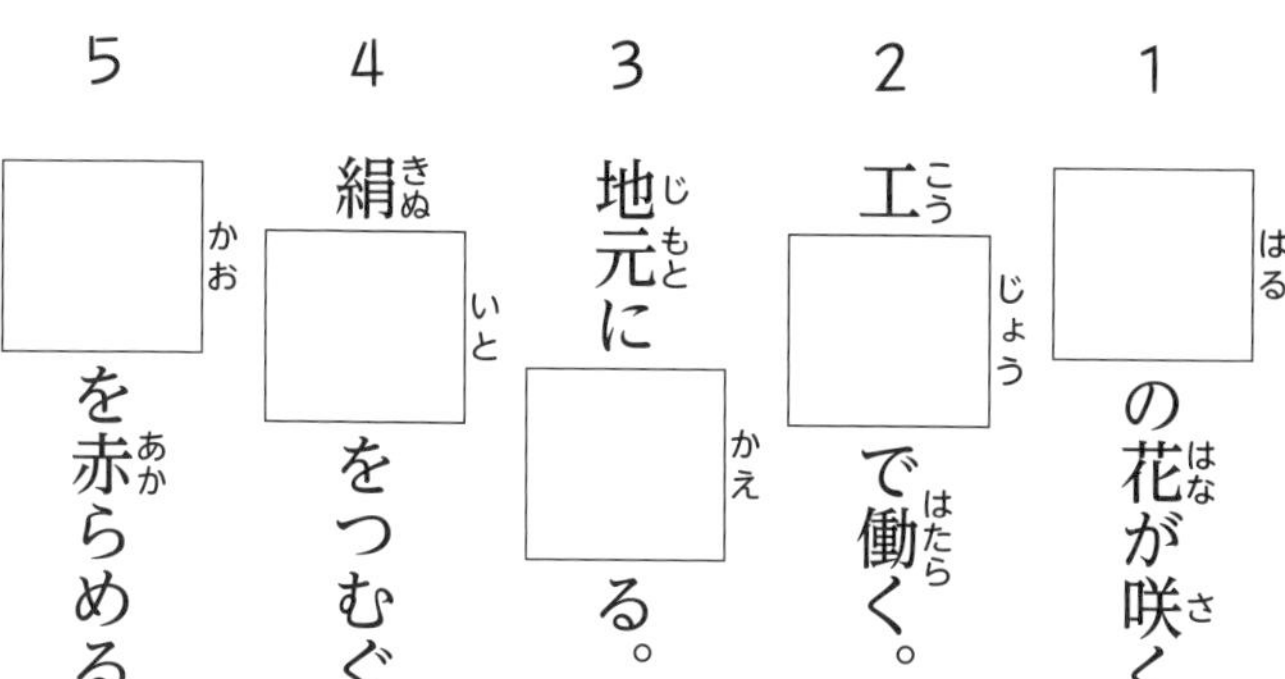

1 □(はる)の花(はな)が咲(さ)く。

2 工(こう)□(じょう)で働(はたら)く。

3 地元(じもと)に□(かえ)る。

4 絹(きぬ)□(いと)をつむぐ。

5 □(かお)を赤(あか)らめる。

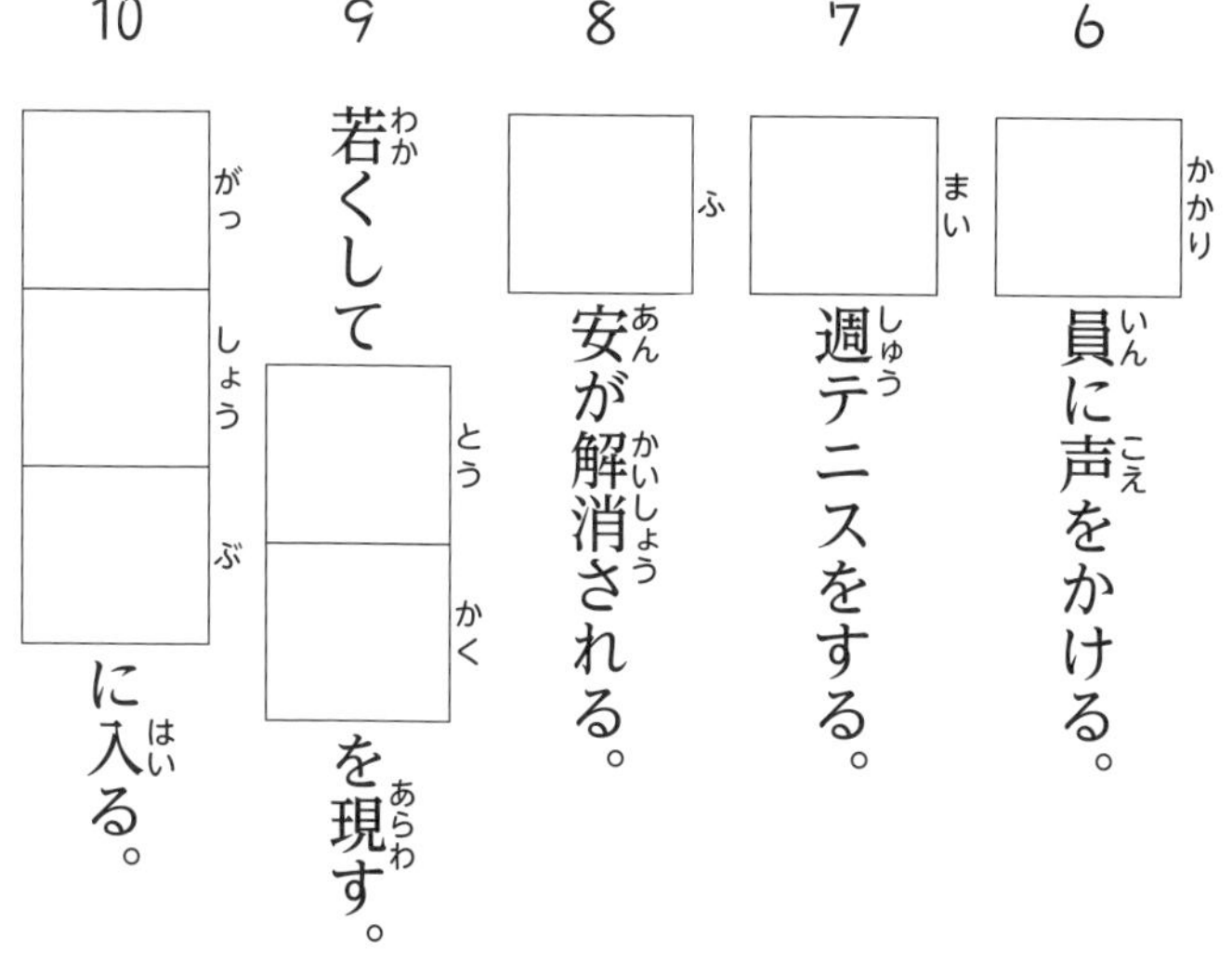

6 □(かかり)員(いん)に声(こえ)をかける。

7 □(まい)週(しゅう)テニスをする。

8 □(ふ)安(あん)が解消(かいしょう)される。

9 若(わか)くして□□(とうかく)を現(あらわ)す。

10 □□□(がっしょうぶ)に入(はい)る。

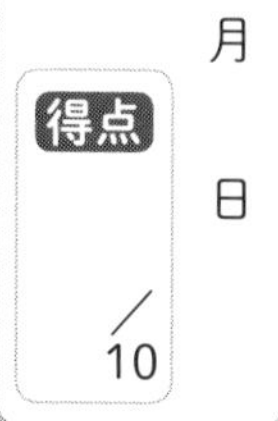

月　日　得点　／10

24日の答え ▶ 1. だま 2. しる 3. じょうぞう 4. うたごえ 5. てきかく（てっかく）6. えんきん 7. 買 8. 安売 9. 厳格 10. 心細 11. 鉱山 12. 減速

27日

覚えておきたい基本の漢字

――線部は読み方をひらがなで、□は漢字を書きましょう。

1 岩(いわ)をも砕く。（　　）

2 古めかしい井戸(いど)。（　　）

3 近代(きんだい)の通史。（　　）

4 早朝に目覚(めざ)める。（　　）

5 情報(じょうほう)が氾濫する。（　　）

6 今年(ことし)は豊漁だ。（　　）

7 使(つか)い方(かた)を□(おそ)わる。

8 □(いえ)に帰(かえ)る。

9 ヴァイオリンの□□(どくそう)。

10 □□(ことり)がさえずる。

11 飛行機(ひこうき)の□□(とうじょう)券(けん)。

12 □□(しんぶん)配達(はいたつ)の青年(せいねん)。

月　日

得点　／12

25日の答え ▶ 1.にじ 2.のうむ 3.へんせいふう 4.こうせい 5.ぎんが 6.日照 7.降水 8.高気圧 9.自転 10.月食（月蝕）

28日

熟語完成パズル

矢印の向きに読むと二字熟語が完成するように、□に漢字を書きましょう。

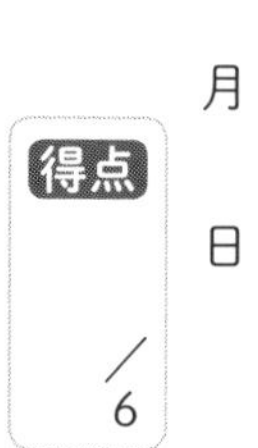

1

野 ↓ □ ↓ 花
海 → □ → 食

2

名 ↓ □ ↓ 学
校 → □ → 師

3

純 ↓ □ ↓ 顔
写 → □ → 剣

4

完 ↓ □ ↓ 果
帰 → □ → 末

5

材 ↓ □ ↓ 金
資 → □ → 理

6

自 ↓ □ ↓ 力
厳 → □ → 箱

26日の答え ▶ 1. 春 2. 場 3. 帰 4. 糸 5. 顔 6. 係（掛）7. 毎 8. 不 9. 頭角 10. 合唱部

29日

覚えておきたい基本の漢字

――線部は読み方をひらがなで、□は漢字を書きましょう。

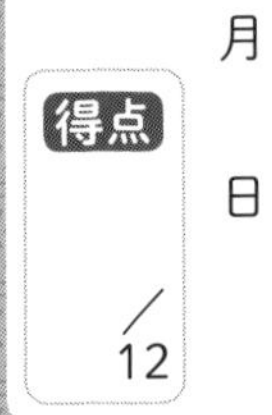

1 ごみ箱(ばこ)を空にする。（　　）

2 分別のある行動(こうどう)。（　　）

3 事件(じけん)の発端。（　　）

4 黒地に金(きん)を重(かさ)ねる。（　　）

5 普遍的(てき)な考(かんが)え。（　　）

6 諮問委員会(いいんかい)を開(ひら)く。（　　）

7 □(い)うまでもないことだ。

8 子犬(こいぬ)を□(あず)かる。

9 情報(じょうほう)を□□(けんさく)する。

10 努力(どりょく)が□□(すいほう)に帰(き)す。

11 □□(ひだりむ)きで寝(ね)る。

12 □□□(いちにんまえ)になる。

27日の答え ▶ 1. くだ 2. ふる 3. つうし 4. そうちょう 5. はんらん 6. ほうりょう 7. 教 8. 家 9. 独奏 10. 小鳥 11. 搭乗 12. 新聞

30日

季節に関する言葉（春）

――線部は読み方をひらがなで、□は漢字を書きましょう。

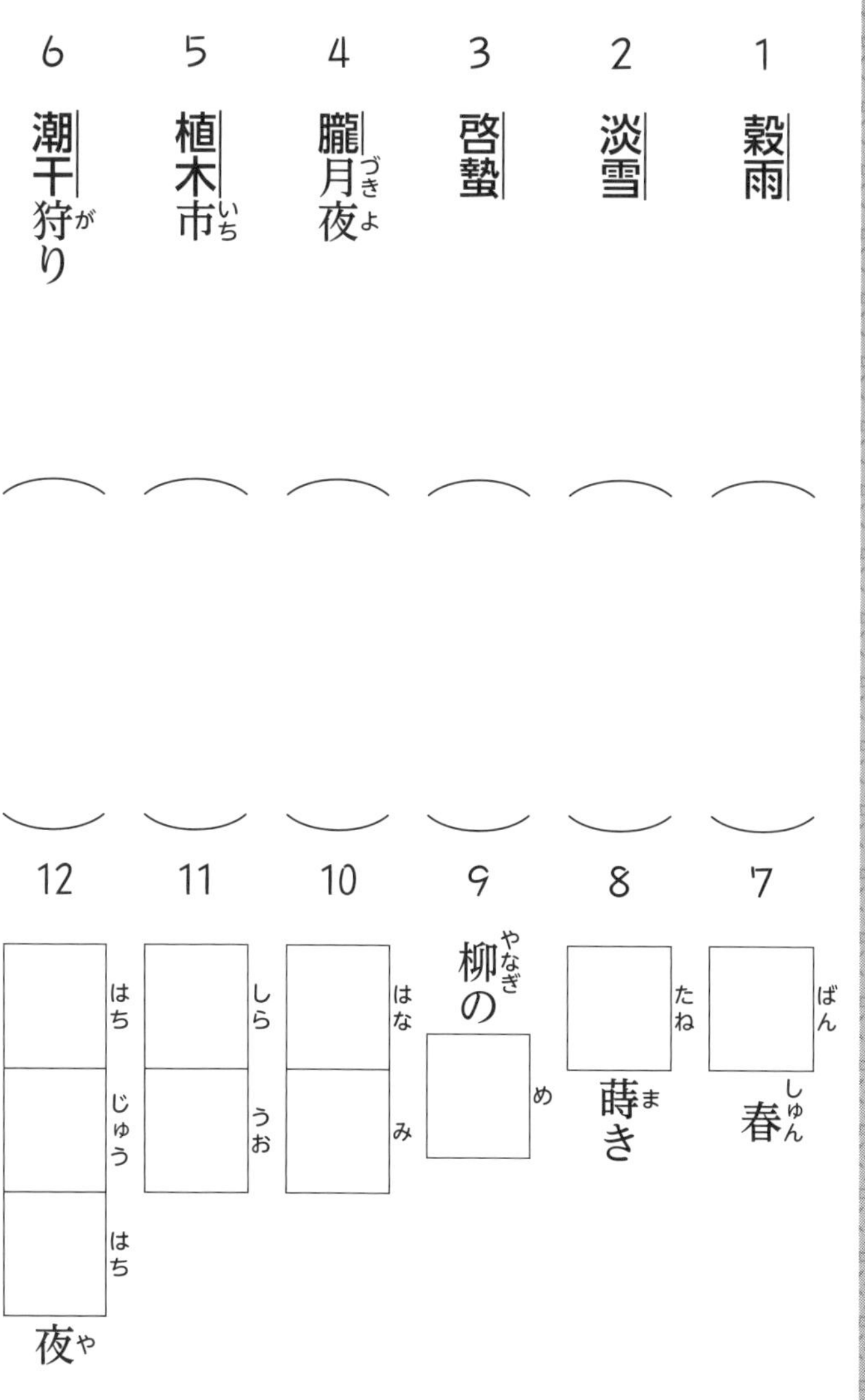

1 穀雨（　　）

2 淡雪（　　）

3 啓蟄（　　）

4 朧月夜（づきよ）（　　）

5 植木市（いち）（　　）

6 潮干狩り（が）（　　）

7 □（ばん）春（しゅん）

8 □（たね）蒔（ま）き

9 柳（やなぎ）の□（め）

10 □□（はなみ）

11 □□（しらうお）

12 □□□（はちじゅうはち）夜（や）

得点　　／12

月　　日

28日の答え ▶ 1.草 2.医 3.真 4.結 5.料 6.重

31日

覚えておきたい基本の漢字

――線部は読み方をひらがなで、□は漢字を書きましょう。

1 互(たが)いに技(わざ)を競う。

2 なじみの店(みせ)に通う。

3 等価交換(こうかん)する。

4 組合に加入(かにゅう)する。

5 理由(りゆう)を考察する。

6 時代(じだい)の過渡期。

7 グラスが□(わ)れる。

8 真実(しんじつ)が□(あか)るみに出(で)る。

9 冷(つめ)たい水(みず)で□□(せんがん)する。

10 □□(かざぐるま)を回(まわ)す。

11 □□(めんえき)力(りょく)を高(たか)める。

12 □□(ちくりん)を散歩(さんぽ)する。

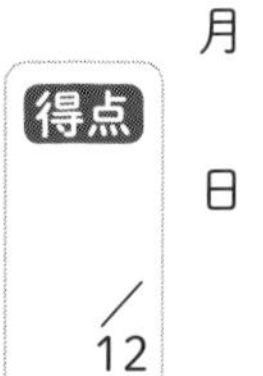

29日の答え ▶ 1. から 2. ふんべつ 3. ほったん 4. くろじ 5. ふへん 6. しもん 7. 言 8. 預 9. 検索 10. 水泡 11. 左向 12. 一人前

32日 同音異義語

□に漢字を書きましょう。

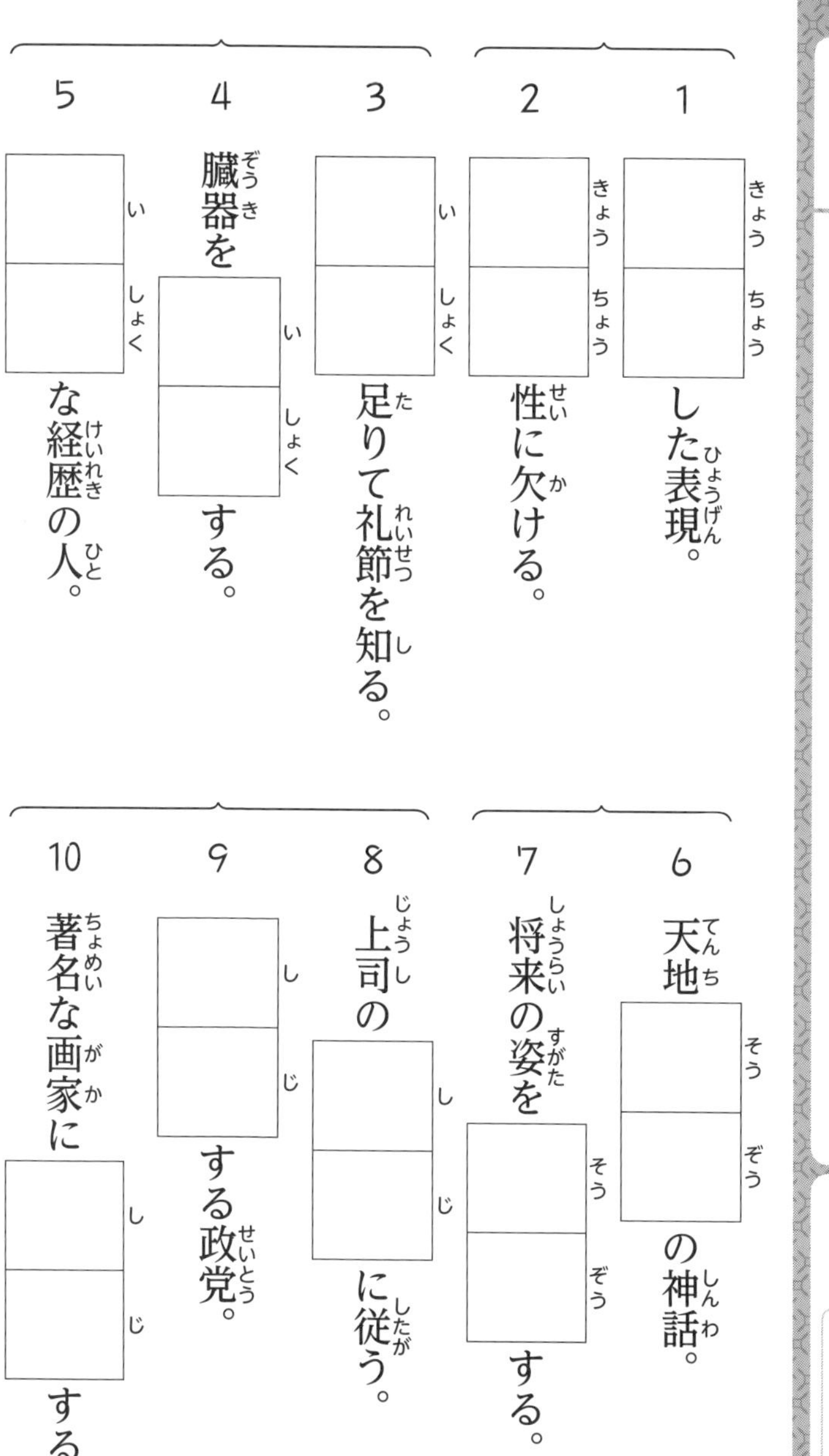

1 □□（きょうちょう）した表現。

2 □□（きょうちょう）性に欠ける。

3 □□（いしょく）足りて礼節を知る。

4 臓器を□□（いしょく）する。

5 □□（いしょく）な経歴の人。

6 天地□□（そうぞう）の神話。

7 将来の姿を□□（そうぞう）する。

8 上司の□□（しじ）に従う。

9 □□（しじ）する政党。

10 著名な画家に□□（しじ）する。

月　日

得点　／10

30日の答え ▶ 1. こくう 2. あわゆき 3. けいちつ 4. おぼろ 5. うえき 6. しおひ 7. 晩 8. 種 9. 芽 10. 花見 11. 白魚 12. 八十八

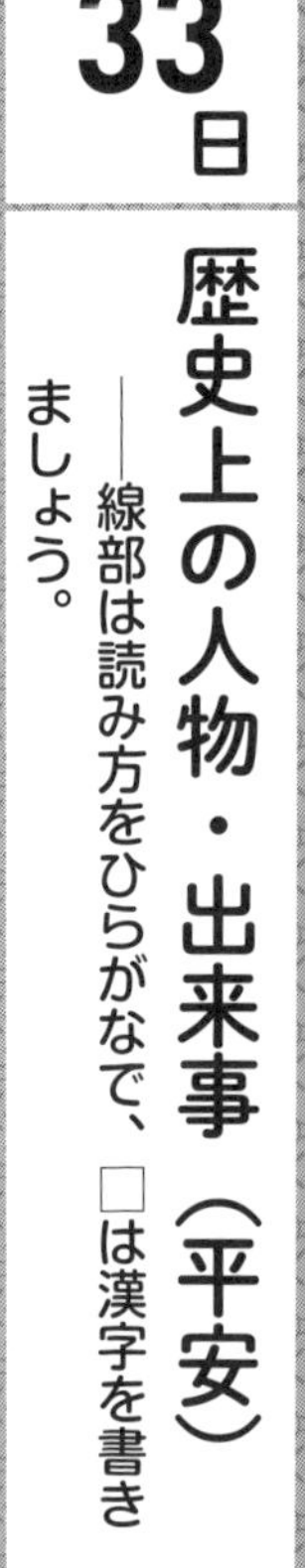

33日 歴史上の人物・出来事（平安）

――線部は読み方をひらがなで、□は漢字を書きましょう。

1 坂上（さかのうえの）田村麻呂（　　）

2 最澄（　　）

3 平（たいらの）将門（　　）

4 平安京（へいあんきょう）遷都（　　）

5 遣唐使廃止（はいし）（　　）

6 荘園整理令発令（せいりれいはつれい）（　　）

7 小野（おのの）□□（こまち）

8 藤原（ふじわらの）□□（みちなが）

9 平（たいらの）□□（きよもり）

10 古今（こきん）□□□（わかしゅう）成立（せいりつ）

11 白河上皇（しらかわじょうこう）の□□（いんせい）

12 保元（ほうげん）の□（らん）

月　日

得点　／12

31日の答え ▶ 1．きそ 2．かよ 3．とうか 4．くみあい 5．こうさつ 6．かとき 7．割 8．明 9．洗顔 10．風車 11．免疫 12．竹林

34日

覚えておきたい基本の漢字

――線部は読み方をひらがなで、□は漢字を書きましょう。

1 旧友(きゅうゆう)に宛てた手紙(てがみ)。（　　）

2 外壁(がいへき)を塗装する。（　　）

3 先頭に立(た)つ。（　　）

4 川下へ流(なが)れる。（　　）

5 厄介な状態(じょうたい)になる。（　　）

6 解決(かいけつ)の糸口。（　　）

7 星(ほし)を［かぞ］える。

8 会場(かいじょう)が［しず］まる。

9 ［こう］［つう］の便(べん)が良(よ)い。

10 ［ねん］［れい］を重(かさ)ねる。

11 新聞(しんぶん)の［み］［だ］し。

12 地域(ちいき)に［こう］［けん］する。

月　日

得点　／12

32日の答え▶ 1．強調 2．協調 3．衣食 4．移植 5．異色 6．創造 7．想像 8．指示 9．支持 10．師事

35日

四字熟語

――線部は読み方をひらがなで、□は漢字を書きましょう。

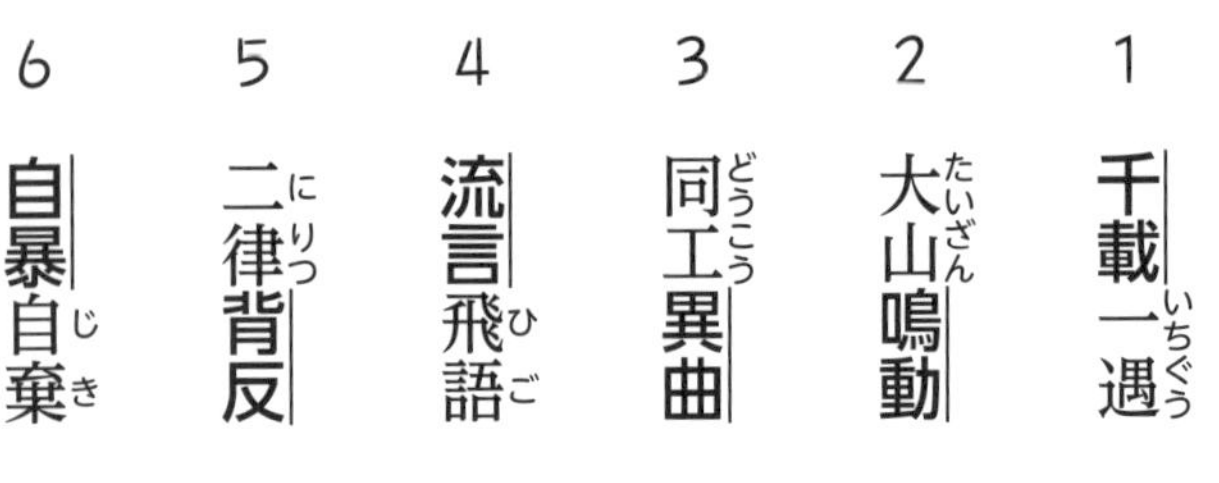

1 千載一遇（いちぐう）
2 大山（たいざん）鳴動
3 同工（どうこう）異曲
4 流言飛語（ひご）
5 二律（にりつ）背反
6 自暴自棄（じき）

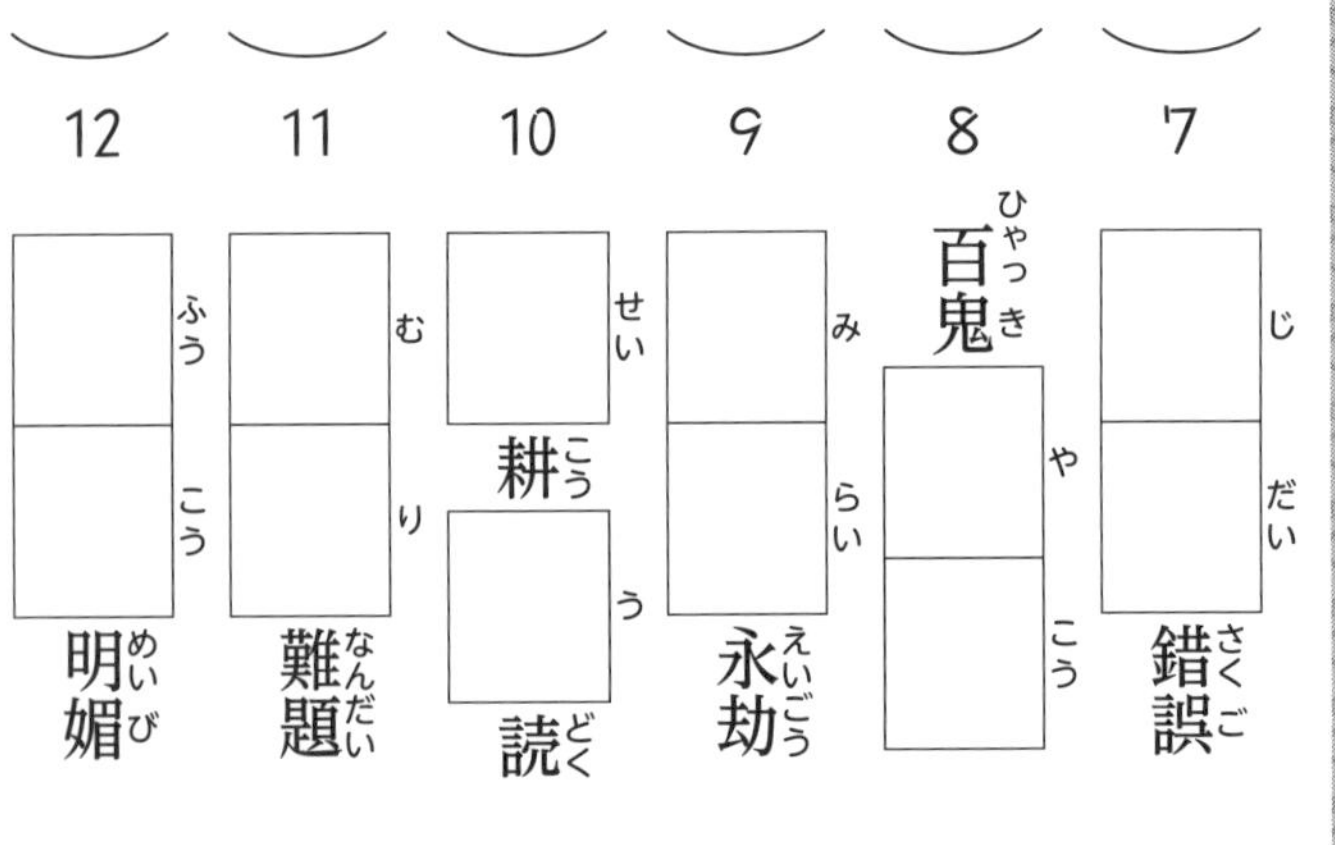

7 □□（じだい）錯誤（さくご）
8 百鬼（ひゃっき）□□（やこう）
9 □□（みらい）永劫（えいごう）
10 □（せい）耕（こう）□（う）読（どく）
11 □□（むり）難題（なんだい）
12 □□（ふうこう）明媚（めいび）

月　日

得点 ／12

33日の答え ▶ 1．たむらまろ 2．さいちょう 3．まさかど 4．せんと 5．けんとうし 6．しょうえん 7．小町 8．道長 9．清盛 10．和歌集 11．院政 12．乱

36日

覚えておきたい基本の漢字

——線部は読み方をひらがなで、□は漢字を書きましょう。

1 嵐が過(す)ぎ去(さ)った朝(あさ)。（　　）

2 強がりな性格(せいかく)。（　　）

3 各(かく)政党の方針(ほうしん)。（　　）

4 野原に寝(ね)そべる。（　　）

5 まもなく正午だ。（　　）

6 地元企業(じもときぎょう)と提携する。（　　）

7 こぶしを□(にぎ)る。

8 □□(きんこ)に鍵(かぎ)をかける。

9 今期(こんき)の□□(せいせき)が上(あ)がる。

10 □□(ひるま)は外出(がいしゅつ)している。

11 資料(しりょう)を□□(せいきゅう)する。

12 □□(もくめ)の美(うつく)しい床(ゆか)。

月　日

得点　／12

34日の答え ▶ 1.あ 2.とそう 3.せんとう 4.かわしも 5.やっかい 6.いとぐち 7.数 8.静 9.交通 10.年齢（年令）11.見出 12.貢献

37日

日本の三名山・三大峠

――線部は読み方をひらがなで、□は漢字を書きましょう。

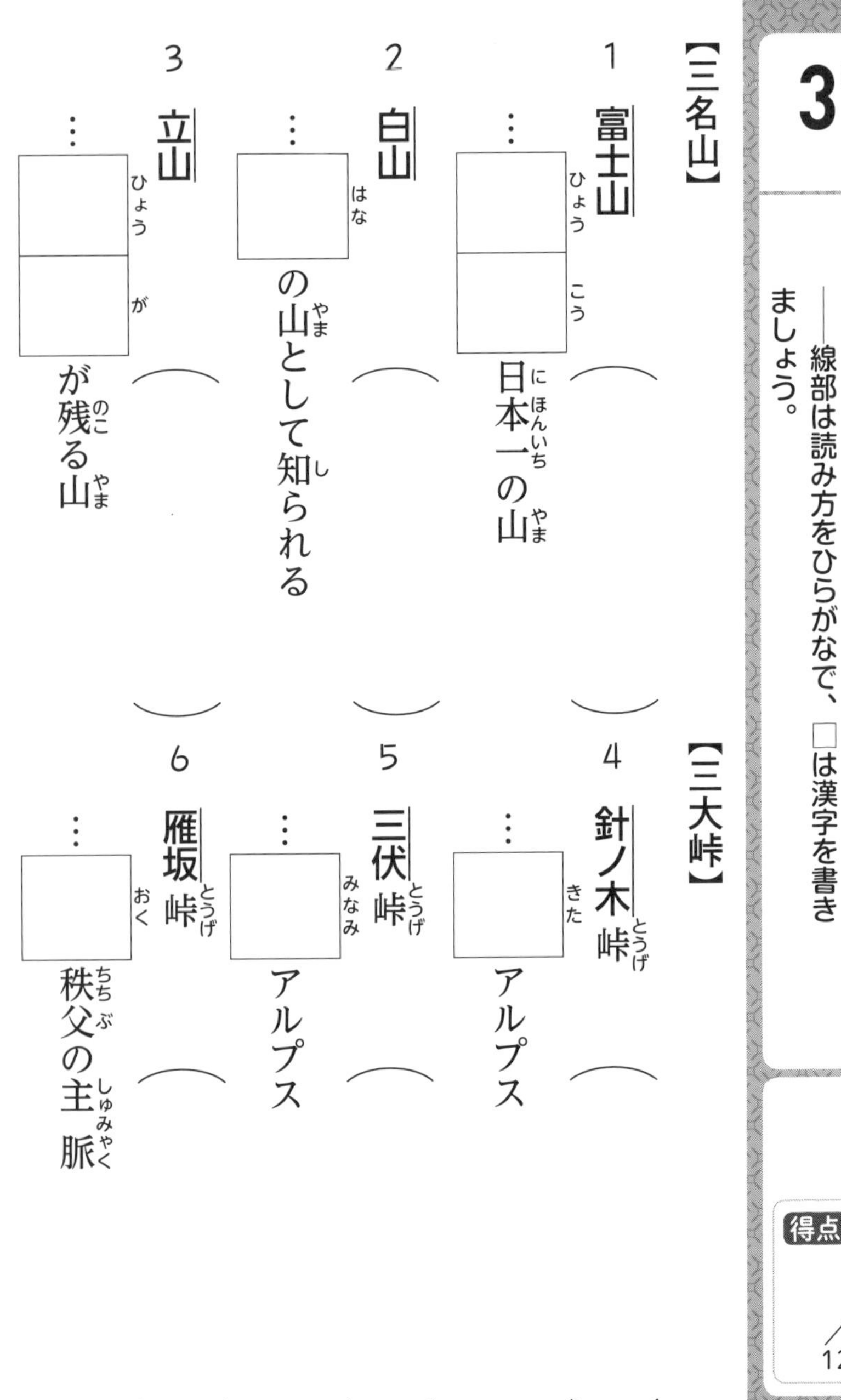

【三名山】

1 富士山……□□（ひょうこう）日本一（にほんいち）の山（やま）（　　）

2 白山……□（はな）の山（やま）として知（し）られる（　　）

3 立山……□□（ひょうが）が残（のこ）る山（やま）（　　）

【三大峠】

4 針ノ木峠（とうげ）……□（きた）アルプス（　　）

5 三伏峠（とうげ）……□（みなみ）アルプス（　　）

6 雁坂峠（とうげ）……□（おく）秩父（ちちぶ）の主脈（しゅみゃく）（　　）

月　日

得点　／12

35日の答え ▶ 1. せんざい 2. めいどう 3. いきょく 4. りゅうげん 5. はいはん 6. じぼう 7. 時代 8. 夜行 9. 未来 10. 晴・雨 11. 無理 12. 風光

38日 覚えておきたい基本の漢字

――線部は読み方をひらがなで、□は漢字を書きましょう。

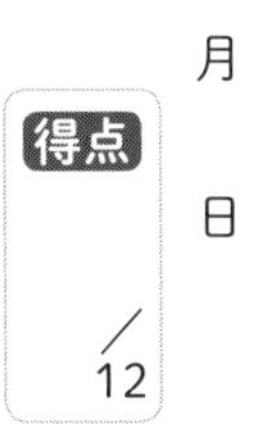

1 元(――)も子(こ)もない。（　　）

2 犯罪(はんざい)を抑止(――)する。（　　）

3 民族(――)衣装(いしょう)を着(き)る。（　　）

4 風味(――)豊(ゆた)かなワイン。（　　）

5 美貌(――)を誇(ほこ)る。（　　）

6 深層(――)心理(しんり)を探(さぐ)る。（　　）

7 ビタミンC(シー)を□(ふく)む野菜(やさい)。

8 自分(じぶん)の□□(しゃく・ど)で判断(はんだん)する。

9 □□(へい・かん)間際(まぎわ)に駆(か)け込(こ)む。

10 靴下(くつした)を□□(かた・ほう)なくす。

11 □□(い・ぎょう)を成(な)し遂(と)げる。

12 仲(なか)の良(よ)い□□(きょう・だい)。

36日の答え ▶ 1．あらし 2．つよ 3．せいとう 4．のはら 5．しょうご 6．ていけい 7．握 8．金庫 9．成績 10．昼間 11．請求 12．木目

39日

似ている漢字

□に漢字を書きましょう。

月　日

得点　／10

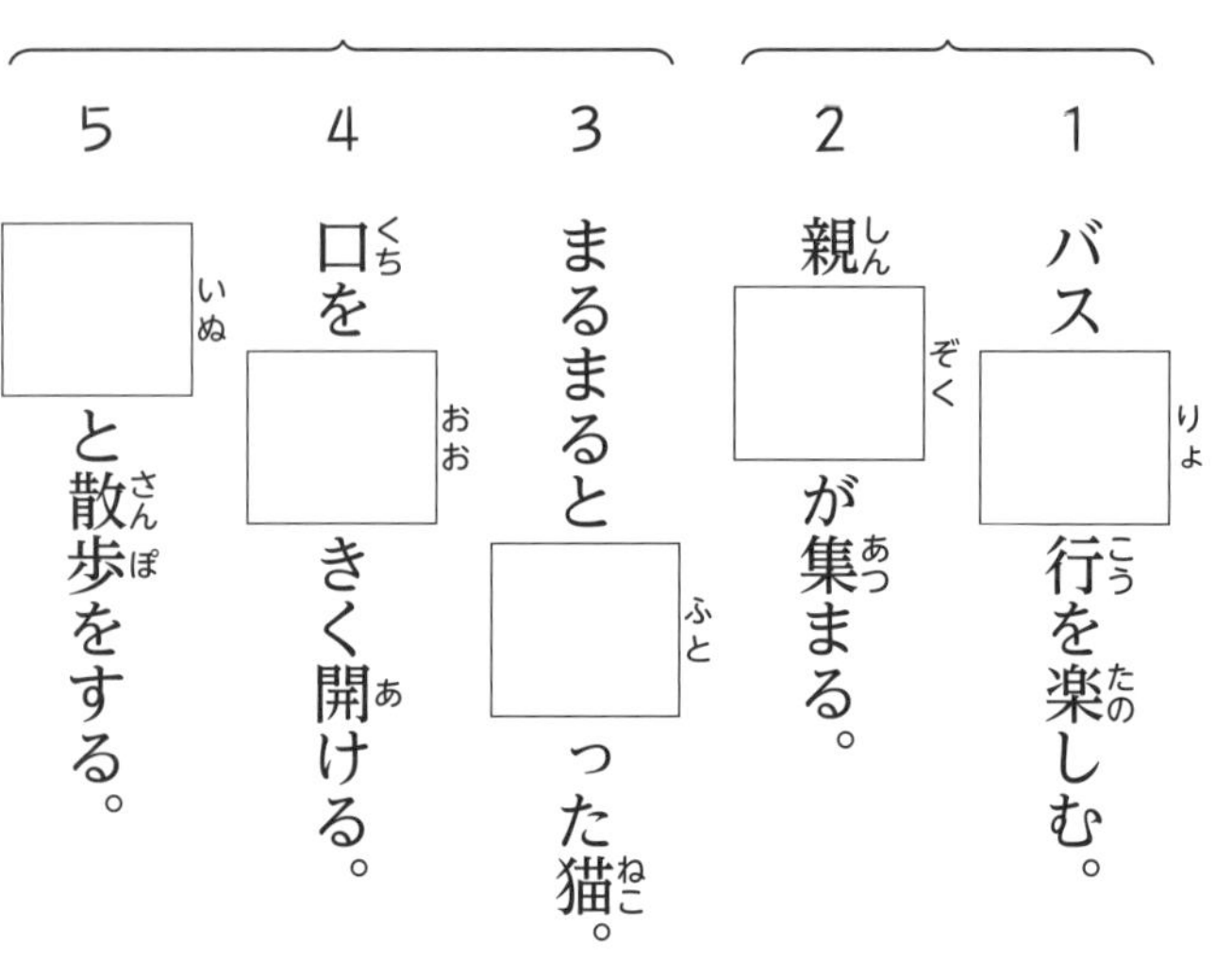

1　バス□（りょ）行（こう）を楽（たの）しむ。

2　親（しん）□（ぞく）が集（あつ）まる。

3　まるまると□（ふと）った猫（ねこ）。

4　口（くち）を□（おお）きく開（あ）ける。

5　□（いぬ）と散歩（さんぽ）をする。

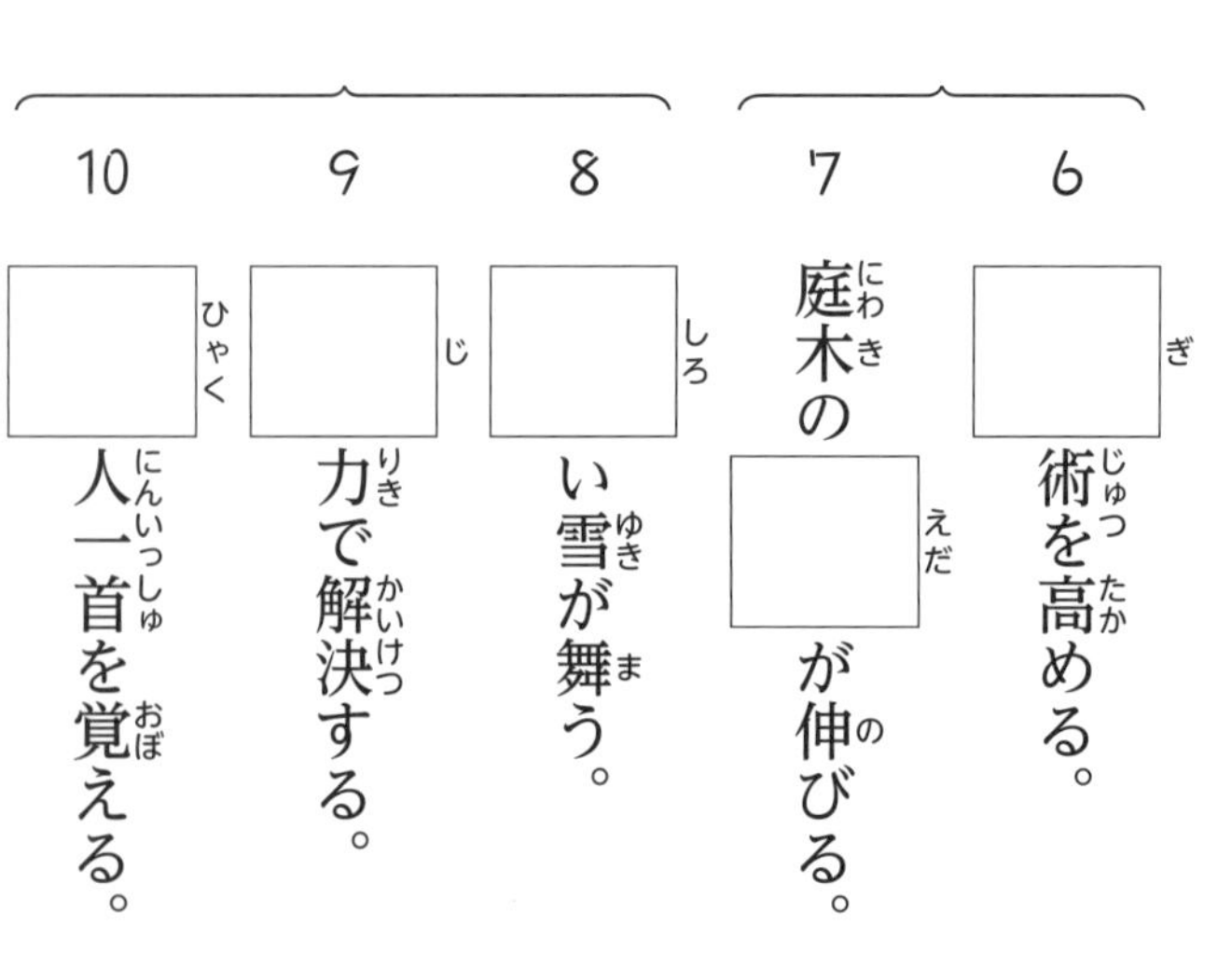

6　□（ぎ）術（じゅつ）を高（たか）める。

7　庭木（にわき）の□（えだ）が伸（の）びる。

8　□（しろ）い雪（ゆき）が舞（ま）う。

9　□（じ）力（りき）で解決（かいけつ）する。

10　□（ひゃく）人一首（にんいっしゅ）を覚（おぼ）える。

37日の答え▶　1．ふじさん・標高　2．はくさん・花　3．たてやま・氷河　4．はりのき・北　5．さんぷく・南　6．かりさか・奥

40日

調理道具

――線部は読み方をひらがなで、□は漢字を書きましょう。

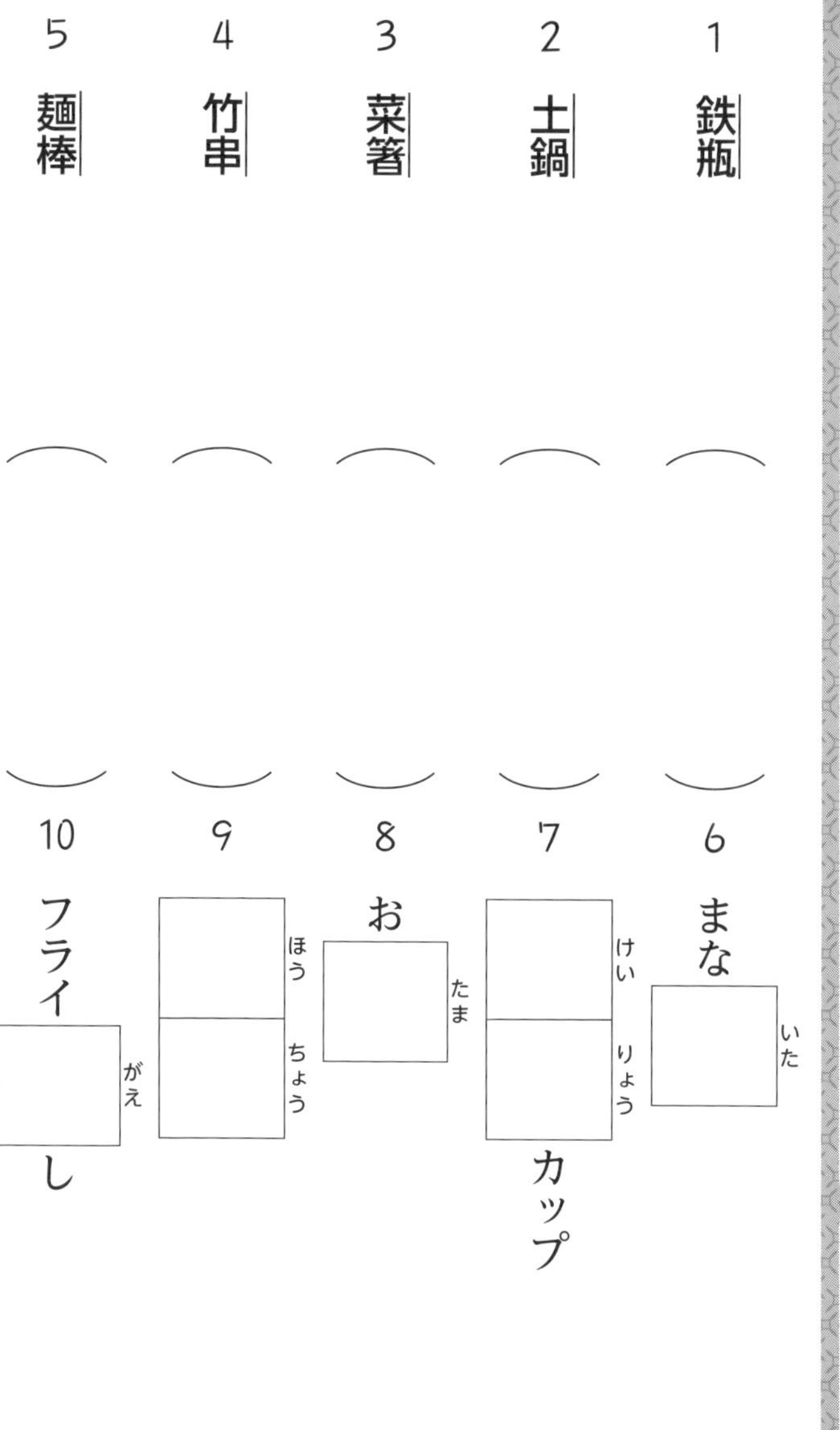

1 鉄瓶（　　）

2 土鍋（　　）

3 菜箸（　　）

4 竹串（　　）

5 麺棒（　　）

6 まな□（いた）

7 □□（けいりょう）カップ

8 お□（たま）

9 □□（ほうちょう）

10 フライ□（がえ）し

月　日

得点　／10

38日の答え▶ 1. もと 2. よくし 3. みんぞく 4. ふうみ 5. びぼう 6. しんそう 7. 含 8. 尺度 9. 閉館 10. 片方 11. 偉業 12. 兄弟

41日

覚えておきたい基本の漢字

――線部は読み方をひらがなで、□は漢字を書きましょう。

1 映画(えいが)を楽しむ。（　　）

2 あの島(しま)まで泳ごう。（　　）

3 資材(しざい)を運搬する。（　　）

4 会場(かいじょう)が一体となる。（　　）

5 雷神のふすま絵(え)。（　　）

6 金輪際関(かか)わらない。（　　）

7 夢(ゆめ)を□(かた)り合(あ)う。

8 子(こ)ども□(よう)の食器(しょっき)。

9 □□(そくせき)のスピーチ。

10 ホタテの□□(かいばしら)。

11 社会(しゃかい)□□(ほうし)活動(かつどう)。

12 □□(せいしゅん)の日々(ひび)。

月　日

得点　／12

39日の答え ▶ 1.旅 2.族 3.太 4.大 5.犬 6.技 7.枝 8.白 9.自 10.百

42日

慣用句

——線部は読み方をひらがなで、□は漢字を書きましょう。

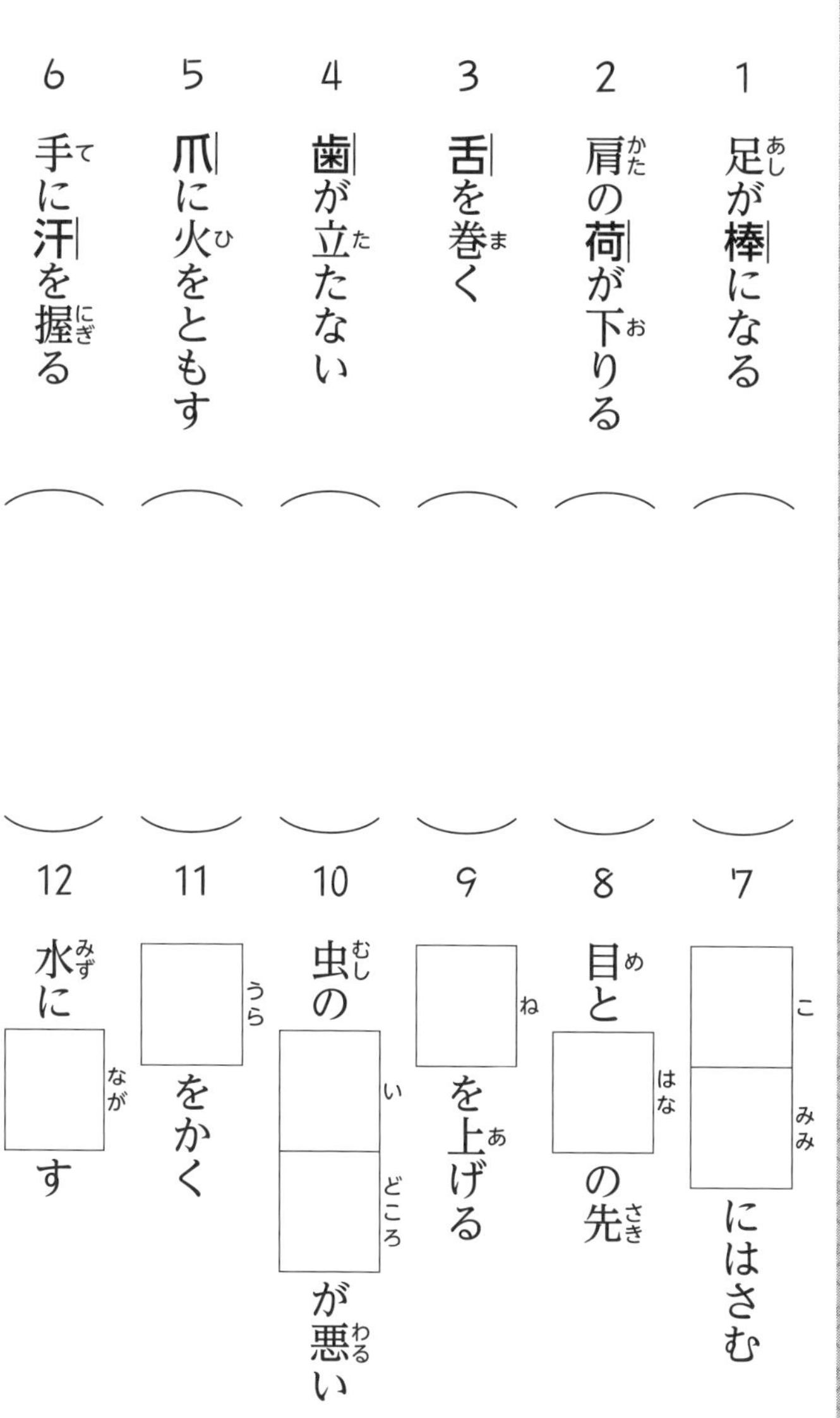

1. 足(あし)が棒になる（　　）
2. 肩(かた)の荷が下(お)りる（　　）
3. 舌を巻(ま)く（　　）
4. 歯が立(た)たない（　　）
5. 爪に火(ひ)をともす（　　）
6. 手(て)に汗を握(にぎ)る（　　）
7. □□(こみみ)にはさむ
8. 目(め)と□(はな)の先(さき)
9. □(ね)を上(あ)げる
10. 虫(むし)の□□(いどころ)が悪(わる)い
11. □(うら)をかく
12. 水(みず)に□(なが)す

月　日

得点　／12

40日の答え ▶ 1.てつびん 2.どなべ 3.さいばし 4.たけぐし 5.めんぼう 6.板 7.計量 8.玉 9.包丁 10.返

43日

覚えておきたい基本の漢字

――線部は読み方をひらがなで、□は漢字を書きましょう。

1 怖い怪談（かいだん）。（　　）

2 この川（かわ）は深い。（　　）

3 概要を知（し）らせる。（　　）

4 図面を作成（さくせい）する。（　　）

5 立派（りっぱ）な邸宅。（　　）

6 仕事がはかどる。（　　）

7 駅（えき）の［ちか］く。

8 ［ひとみ］を輝（かがや）かせる。

9 ［きじゅん］を設（もう）ける。

10 整理券（せいりけん）の［ばんごう］。

11 ［あさせ］で水遊（みずあそ）びをする。

12 ［へいぼん］な日常（にちじょう）。

月　日

得点　／12

41日の答え▶ 1. たの 2. およ 3. うんぱん 4. いったい 5. らいじん 6. こんりんざい 7. 語 8. 用 9. 即席 10. 貝柱 11. 奉仕 12. 青春

44日

読み間違えやすい漢字・言葉

――線部の読み方をひらがなで書きましょう。

月　日

得点　／10

1 全国(ぜんこく)を行脚する。（　　）

2 年俸制(せい)の契約(けいやく)。（　　）

3 定石どおりの作戦(さくせん)。（　　）

4 業務(ぎょうむ)を委嘱する。（　　）

5 借金(しゃっきん)を相殺する。（　　）

6 上意(じょうい)下達の徹底(てってい)。（　　）

7 神社(じんじゃ)の境内を歩(ある)く。（　　）

8 一世一代(いちだい)の大勝負(おおしょうぶ)。（　　）

9 間髪をいれず答(こた)える。（　　）

10 雰囲気の良(よ)い職場(しょくば)。（　　）

42日の答え▶ 1.ぼう 2.に 3.した 4.は 5.つめ 6.あせ 7.小耳 8.鼻 9.音 10.居所 11.裏 12.流

45日

東海道五十三次より

――線部は読み方をひらがなで、□は漢字を書きましょう。

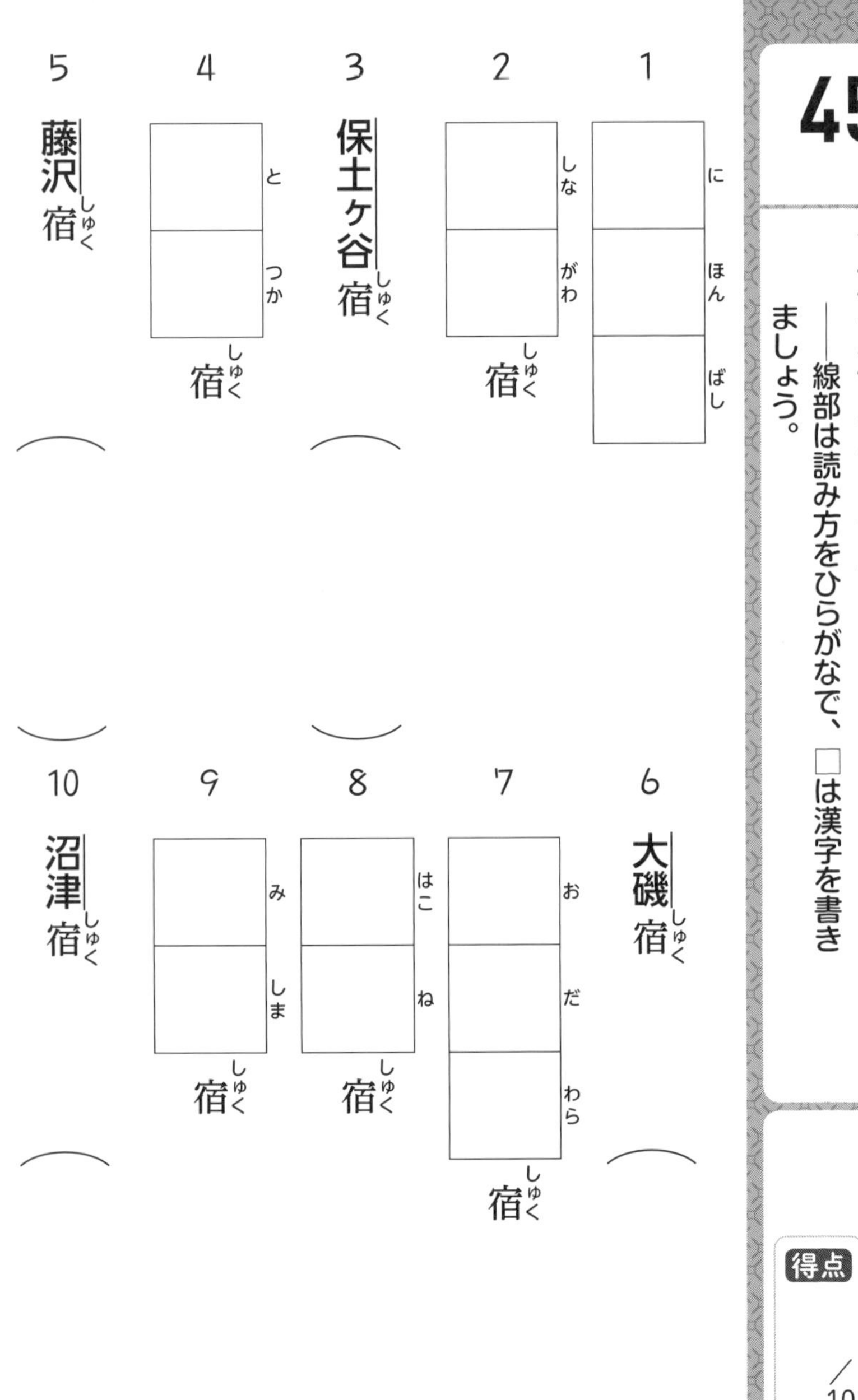

43日の答え▶ 1.こわ 2.ふか 3.がいよう 4.ずめん 5.ていたく 6.しごと 7.近 8.瞳 9.基準（規準）10.番号 11.浅瀬 12.平凡

46日 覚えておきたい基本の漢字

——線部は読み方をひらがなで、□は漢字を書きましょう。

月　日

得点　／12

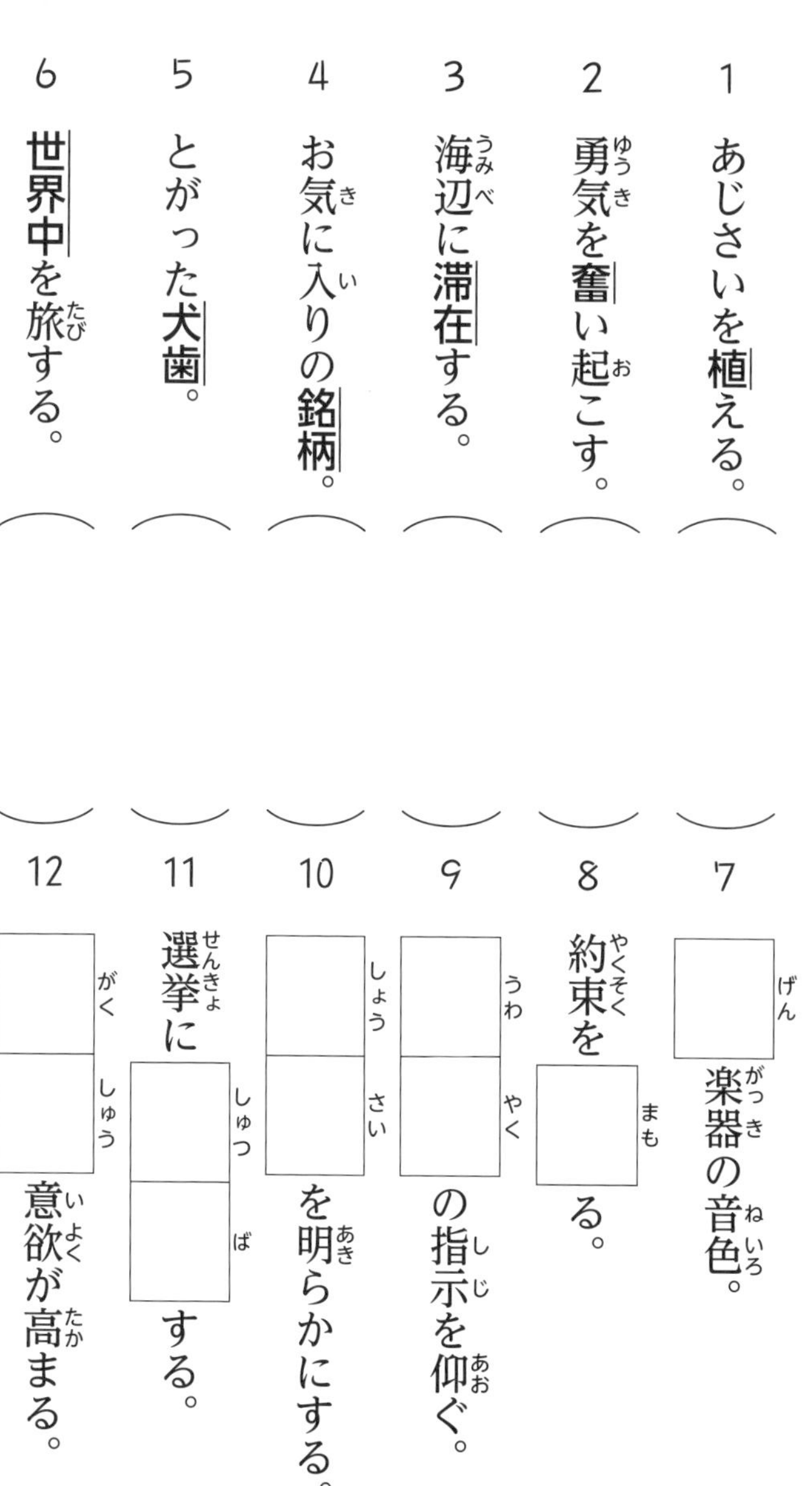

1 あじさいを植える。（　　）

2 勇気（ゆうき）を奮い起（お）こす。（　　）

3 海辺（うみべ）に滞在する。（　　）

4 お気（き）に入（い）りの銘柄。（　　）

5 とがった犬歯。（　　）

6 世界中を旅（たび）する。（　　）

7 □（げん）楽器（がっき）の音色（ねいろ）。

8 約束（やくそく）を□（まも）る。

9 □（うわ）□（やく）の指示（しじ）を仰（あお）ぐ。

10 □（しょう）□（さい）を明（あき）らかにする。

11 選挙（せんきょ）に□（しゅつ）□（ば）する。

12 □（がく）□（しゅう）意欲（いよく）が高（たか）まる。

44日の答え ▶ 1.あんぎゃ 2.ねんぽう 3.じょうせき 4.いしょく 5.そうさい 6.かたつ 7.けいだい 8.いっせ 9.かんはつ 10.ふんいき

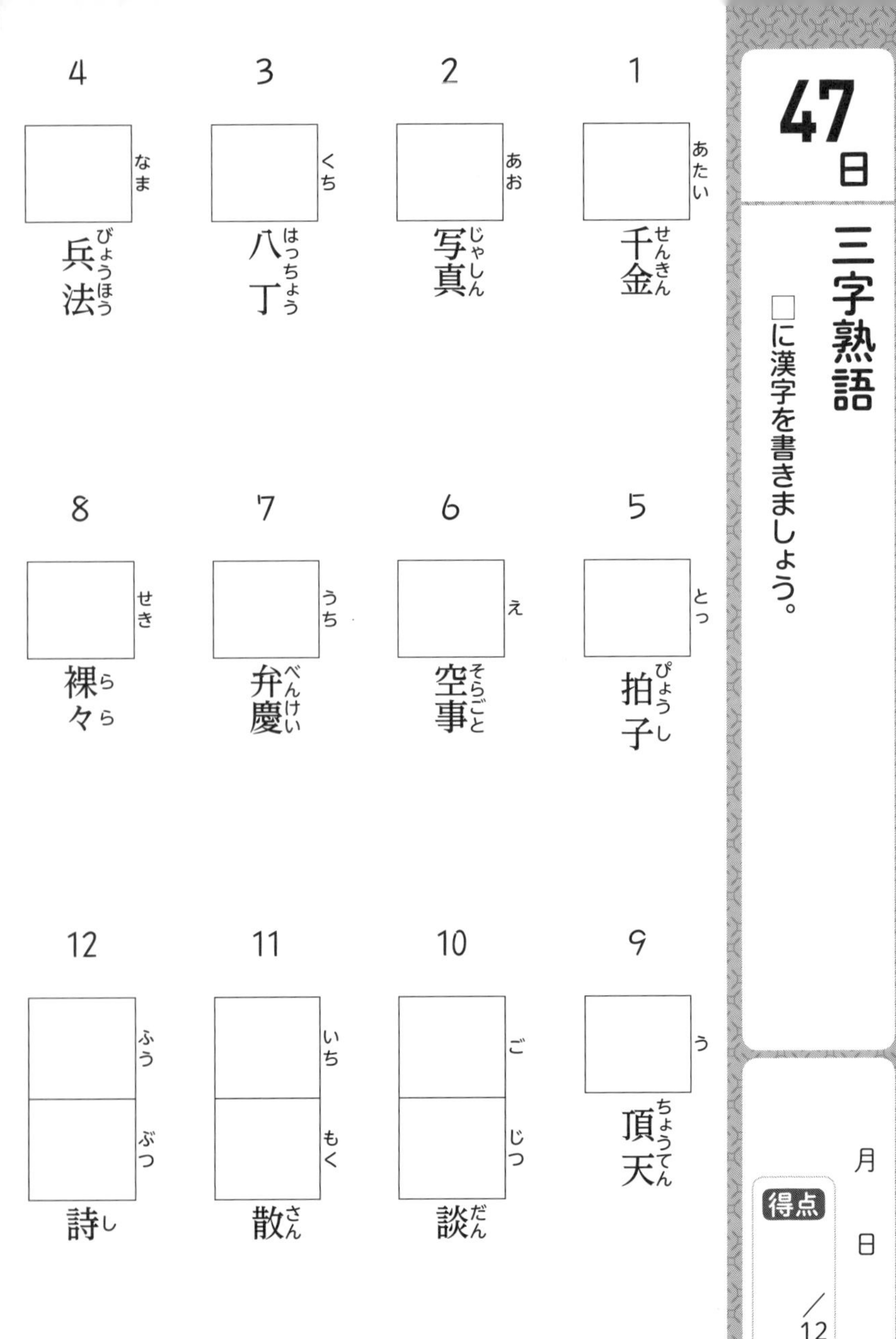

45日の答え ▶ 1. 日本橋 2. 品川 3. ほどがや 4. 戸塚 5. ふじさわ 6. おおいそ 7. 小田原 8. 箱根 9. 三島 10. ぬまづ

48日 覚えておきたい基本の漢字

――線部は読み方をひらがなで、□は漢字を書きましょう。

1　広々（ひろびろ）したブナの林。（　　）

2　念願（ねんがん）の個展を開（ひら）く。（　　）

3　冷静（れいせい）さが肝心だ。（　　）

4　花瓶の水（みず）を換（か）える。（　　）

5　毛筆で清書（せいしょ）する。（　　）

6　初歩的（てき）なミス。（　　）

7　上手（じょうず）な話（はな）し□（かた）。

8　□□（しょう じょう）を授与（じゅよ）される。

9　大国（たいこく）の□□（くん しゅ）。

10　□□（ふる す）に舞（ま）い戻（もど）る。

11　□□（こく ばん）に字（じ）を書（か）く。

12　権力（けんりょく）に□□（てい こう）する。

月　日

得点　／12

46日の答え▶ 1. う 2. ふる 3. たいざい 4. めいがら 5. けんし 6. せかいじゅう 7. 弦 8. 守 9. 上役 10. 詳細 11. 出馬 12. 学習

49日 日本の昔話

――線部は読み方をひらがなで、□は漢字を書きましょう。

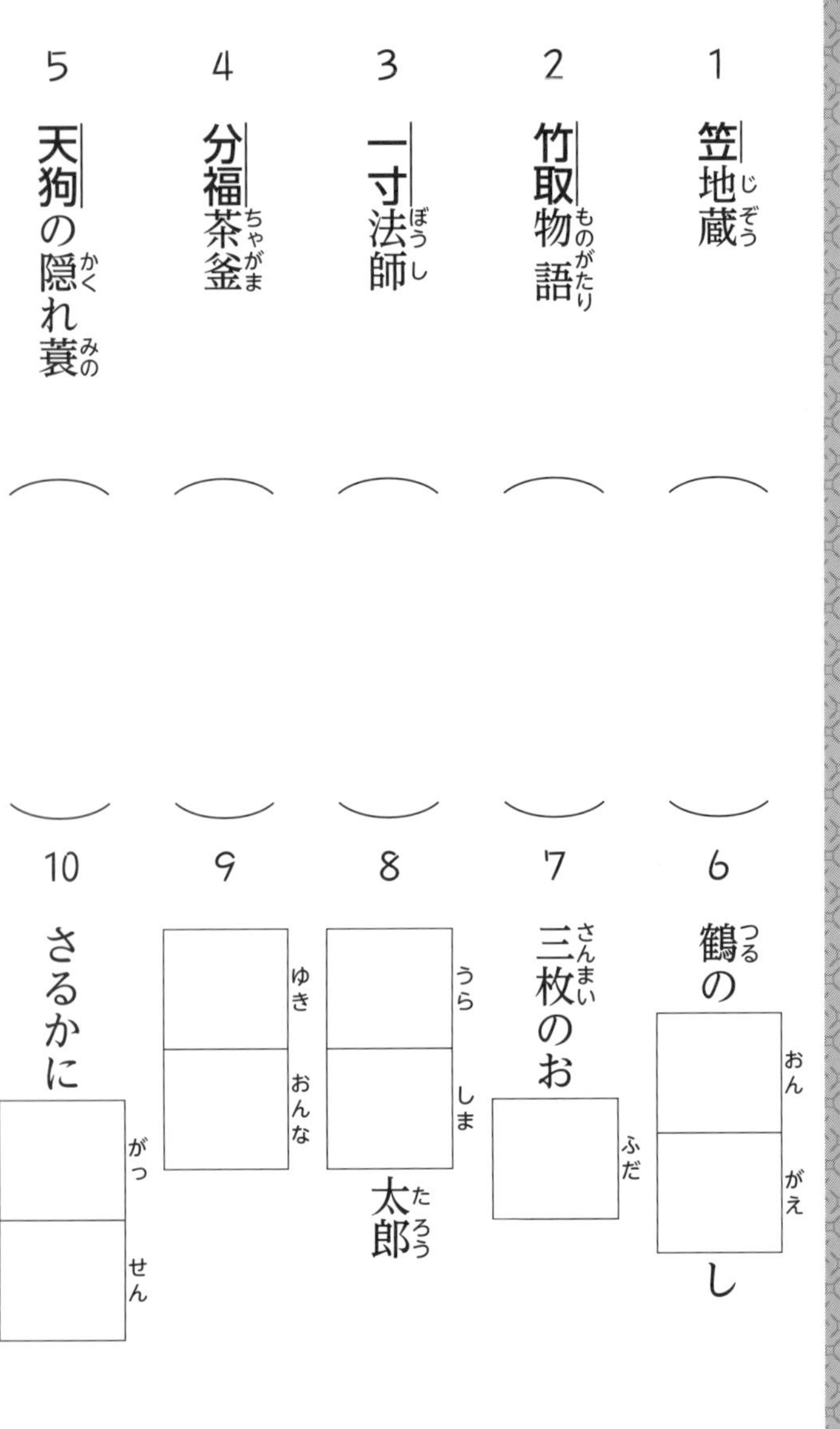

1 **笠**地蔵（じぞう）（　　　）

2 **竹取**物語（ものがたり）（　　　）

3 **一寸**法師（ぼうし）（　　　）

4 **分福**茶釜（ちゃがま）（　　　）

5 **天狗**の隠れ蓑（かくれみの）（　　　）

6 鶴（つる）の□□（おんがえ）し

7 三枚（さんまい）のお□（ふだ）

8 □□（うらしま）太郎（たろう）

9 □□（ゆきおんな）

10 さるかに□□（がっせん）

月　日

得点　／10

47日の答え ▶ 1.値（価） 2.青 3.口 4.生 5.突 6.絵 7.内 8.赤 9.有 10.後日 11.一目 12.風物

50日

覚えておきたい基本の漢字

――線部は読み方をひらがなで、□は漢字を書きましょう。

1 静(しず)かな湖。（　　）

2 素朴な疑問(ぎもん)。（　　）

3 校庭で運動(うんどう)する。（　　）

4 しっかり施錠する。（　　）

5 商売がうまい。（　　）

6 指先で操作(そうさ)する。（　　）

7 良(よ)い□(にお)いがする。

8 人(ひと)の□(たす)けになる。

9 □□(しっぱい)してもいい。

10 飛行機(ひこうき)が□□(けっこう)する。

11 □□(こうそく)道路(どうろ)を走(はし)る。

12 見渡(みわた)すかぎりの□□(へいや)。

月　日

得点　／12

48日の答え▶ 1. はやし 2. こてん 3. かんじん 4. かびん 5. もうひつ 6. しょほ 7. 方 8. 賞状 9. 君主 10. 古巣 11. 黒板 12. 抵抗

51日 難読語

――線部の読み方をひらがなで書きましょう。

1 大役（たいやく）を仰せつかる。（　　）

2 幼少期（ようしょうき）を懐かしむ。（　　）

3 雪辱を果（は）たす。（　　）

4 生粋の江戸（えど）っ子（こ）。（　　）

5 費用（ひよう）を工面する。（　　）

6 解決法（かいけつほう）を示唆する。（　　）

7 早速使（つか）ってみよう。（　　）

8 挨拶を交（か）わす。（　　）

9 匿名で投稿（とうこう）する。（　　）

10 計画（けいかく）に懸念を抱（いだ）く。（　　）

月　日

得点　／10

49日の答え▶ 1.かさ 2.たけとり 3.いっすん 4.ぶんぶく 5.てんぐ 6.恩返 7.札 8.浦島 9.雪女 10.合戦

52日

覚えておきたい基本の漢字

――線部は読み方をひらがなで、□は漢字を書きましょう。

1 麦の刈り入れ。（　　）
2 昔住んだ町。（　　）
3 木登りが得意だ。（　　）
4 消耗品を補充する。（　　）
5 屋外に出る。（　　）
6 新卒の社会人。（　　）

7 手紙を書き□（そん）じる。
8 子どもを□（そだ）てる。
9 美術館の□□（しゅえい）。
10 □□（ぜんしん）ずぶぬれになる。
11 □□（かつじ）を読む。
12 条件に□□（がいとう）する。

月　日

得点　／12

50日の答え ▶ 1.みずうみ 2.そぼく 3.こうてい 4.せじょう 5.しょうばい 6.ゆびさき 7.匂 8.助 9.失敗 10.欠航 11.高速 12.平野

53日

日本の伝統工芸

――線部は読み方をひらがなで、□は漢字を書きましょう。

1 九谷焼（やき）（　　）

2 輪島塗（ぬり）（　　）

3 京友禅（きょう）（　　）

4 西陣織（おり）（　　）

5 伊万里焼（やき）（　　）

6 南部（なんぶ）□□（てっき）

7 □□（えど）切子（きりこ）

8 美濃（みの）□□（わし）

9 博多（はかた）□□（にんぎょう）

10 勝山（かつやま）□□□（たけざいく）

得点　　／10

月　　日

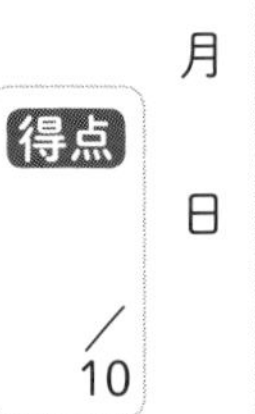

51日の答え ▶ 1．おお 2．なつ 3．せつじょく 4．きっすい 5．くめん 6．しさ（じさ）7．さっそく 8．あいさつ 9．とくめい 10．けねん

54日

送り仮名

〔　〕に漢字と送り仮名を書きましょう。

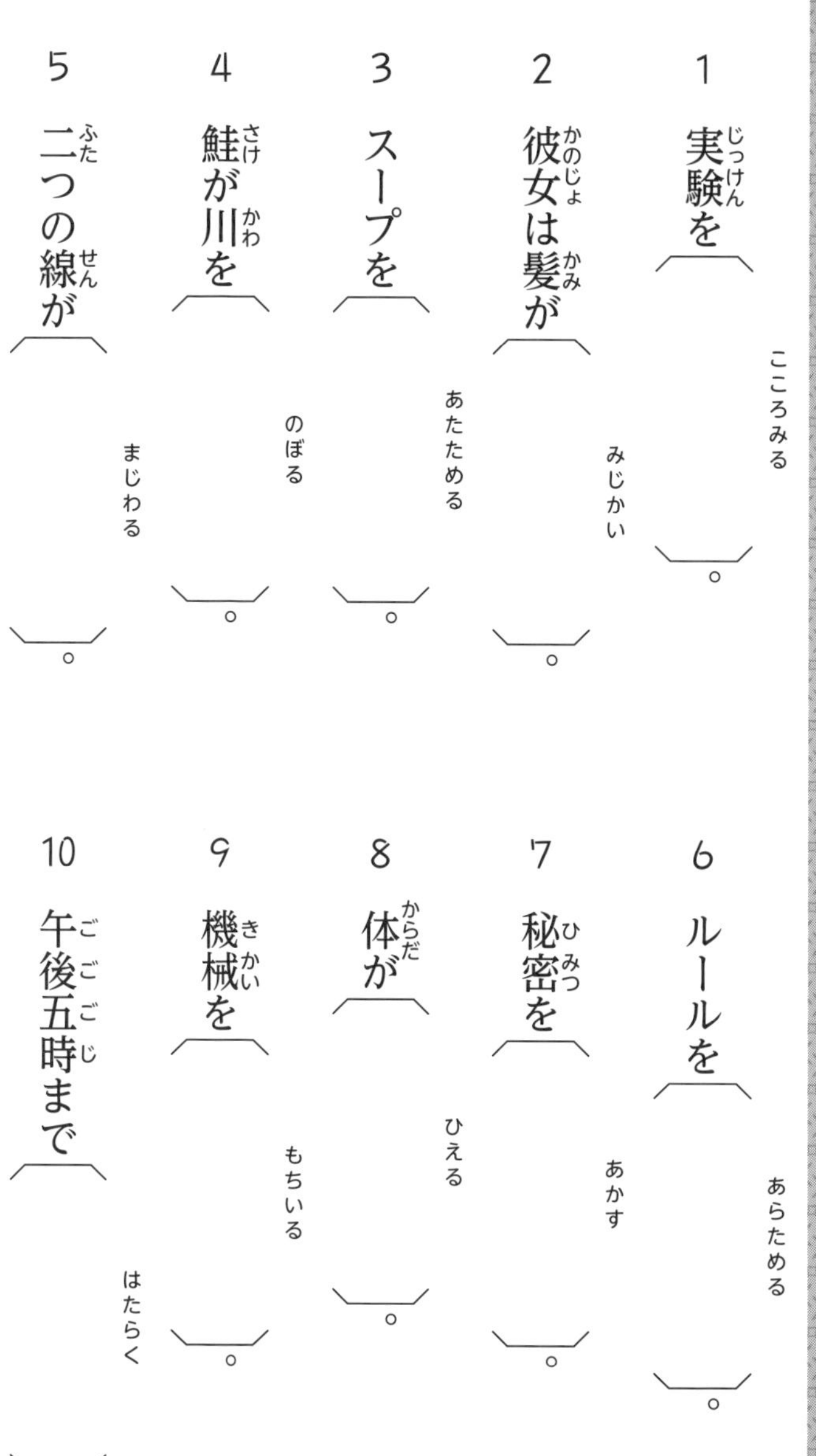

1 実験(じっけん)を〔こころみる〕。

2 彼女(かのじょ)は髪(かみ)が〔みじかい〕。

3 スープを〔あたためる〕。

4 鮭(さけ)が川(かわ)を〔のぼる〕。

5 二(ふた)つの線(せん)が〔まじわる〕。

6 ルールを〔あらためる〕。

7 秘密(ひみつ)を〔あかす〕。

8 体(からだ)が〔ひえる〕。

9 機械(きかい)を〔もちいる〕。

10 午後五時(ごごごじ)まで〔はたらく〕。

月　日

得点　／10

52日の答え ▶ 1. か 2. むかし 3. きのぼ 4. しょうもう（しょうこう）5. おくがい 6. しんそつ 7. 損 8. 育 9. 守衛 10. 全身 11. 活字 12. 該当

55日

覚えておきたい基本の漢字

――線部は読み方をひらがなで、□は漢字を書きましょう。

月　日

得点　／12

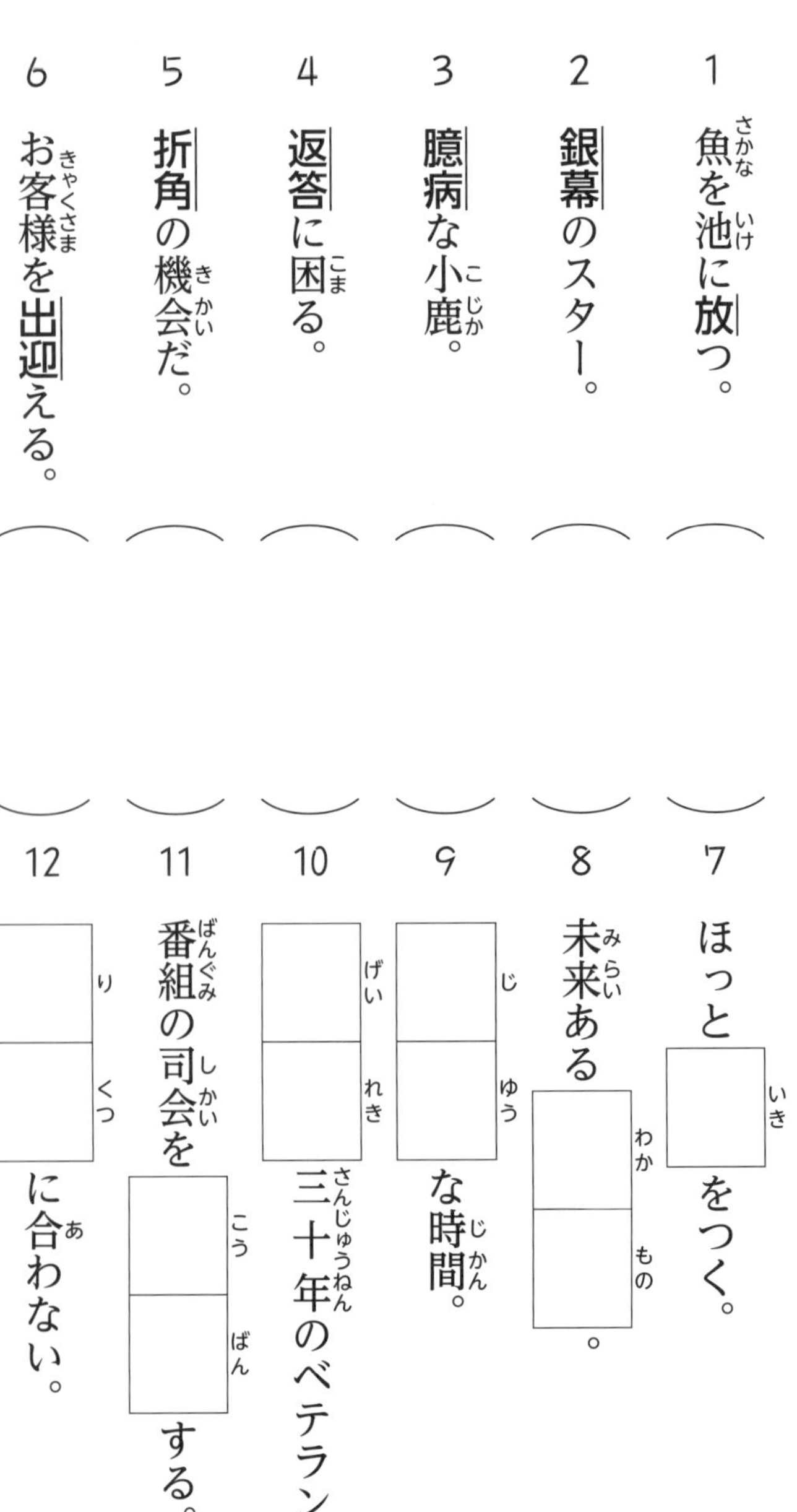

1 魚(さかな)を池(いけ)に放つ。（　　）

2 銀幕のスター。（　　）

3 臆病な小鹿(こじか)。（　　）

4 返答に困(こま)る。（　　）

5 折角の機会(きかい)だ。（　　）

6 お客様(きゃくさま)を出迎える。（　　）

7 ほっと□(いき)をつく。

8 未来(みらい)ある□□(わかもの)。

9 □□(じゆう)な時間(じかん)。

10 □□(げいれき)三十年(さんじゅうねん)のベテラン。

11 番組(ばんぐみ)の司会(しかい)を□□(こうばん)する。

12 □□(りくつ)に合(あ)わない。

53日の答え ▶ 1．くたに　2．わじま　3．ゆうぜん　4．にしじん　5．いまり　6．鉄器　7．江戸　8．和紙　9．人形　10．竹細工

56日

漢字組み立てパズル

パーツを組み合わせて、一文字の漢字を完成させましょう。

月　日

得点　／6

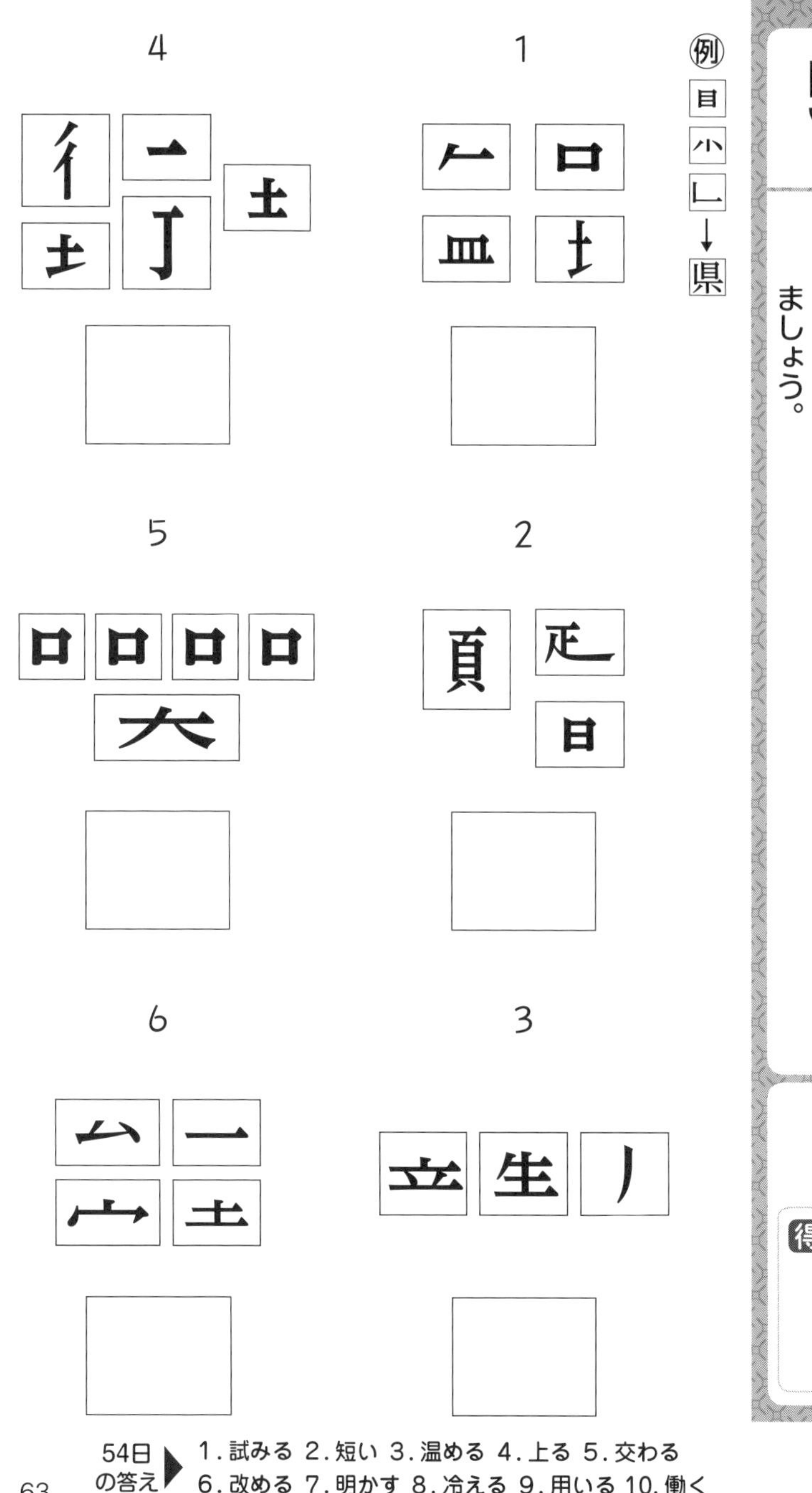

54日の答え▶ 1.試みる 2.短い 3.温める 4.上る 5.交わる 6.改める 7.明かす 8.冷える 9.用いる 10.働く

57日

覚えておきたい基本の漢字

――線部は読み方をひらがなで、□は漢字を書きましょう。

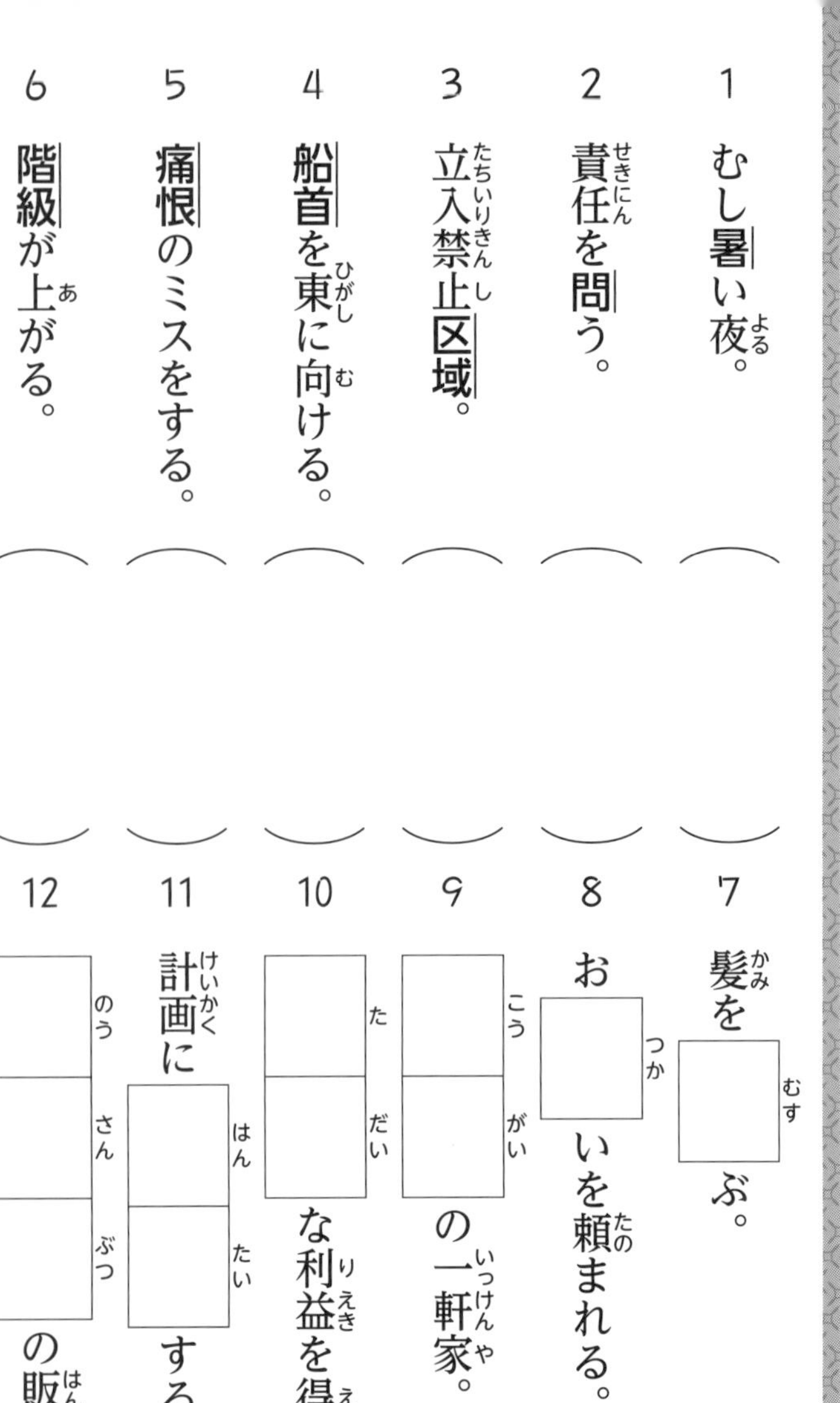

1　むし暑い夜（よる）。

2　責任（せきにん）を問う。

3　立入禁止（たちいりきんし）区域。

4　船首を東（ひがし）に向（む）ける。

5　痛恨のミスをする。

6　階級が上（あ）がる。

7　髪（かみ）を□（むす）ぶ。

8　お□（つか）いを頼（たの）まれる。

9　□（こう）□（がい）の一軒家（いっけんや）。

10　□（た）□（だい）な利益（りえき）を得（え）る。

11　計画（けいかく）に□（はん）□（たい）する。

12　□（のう）□（さん）□（ぶつ）の販売（はんばい）。

月　日

得点　／12

55日の答え▶ 1.はな 2.ぎんまく 3.おくびょう 4.へんとう 5.せっかく 6.でむか 7.息 8.若者 9.自由 10.芸歴 11.降板 12.理屈

58日

名産品（東日本編）

——線部は読み方をひらがなで、□は漢字を書きましょう。

1 夕張メロン（北海道(ほっかいどう)）（　　）

2 椎茸（岩手(いわて)）（　　）

3 比内(ひない)地鶏（秋田(あきた)）（　　）

4 笹かまぼこ（宮城(みやぎ)）（　　）

5 あんぽ柿（福島(ふくしま)）（　　）

6 水戸(みと)□□(なっとう)（茨城(いばらき)）

7 □□□(こまつな)（埼玉(さいたま)）

8 下仁田ねぎ（群馬(ぐんま)）（　　）

9 □□(しんしゅう)りんご（長野(ながの)）

10 葡萄（山梨(やまなし)）（　　）

月　日

得点　／10

56日の答え ▶ 1.塩 2.題 3.産 4.街 5.器 6.室

59日

覚えておきたい基本の漢字

――線部は読み方をひらがなで、□は漢字を書きましょう。

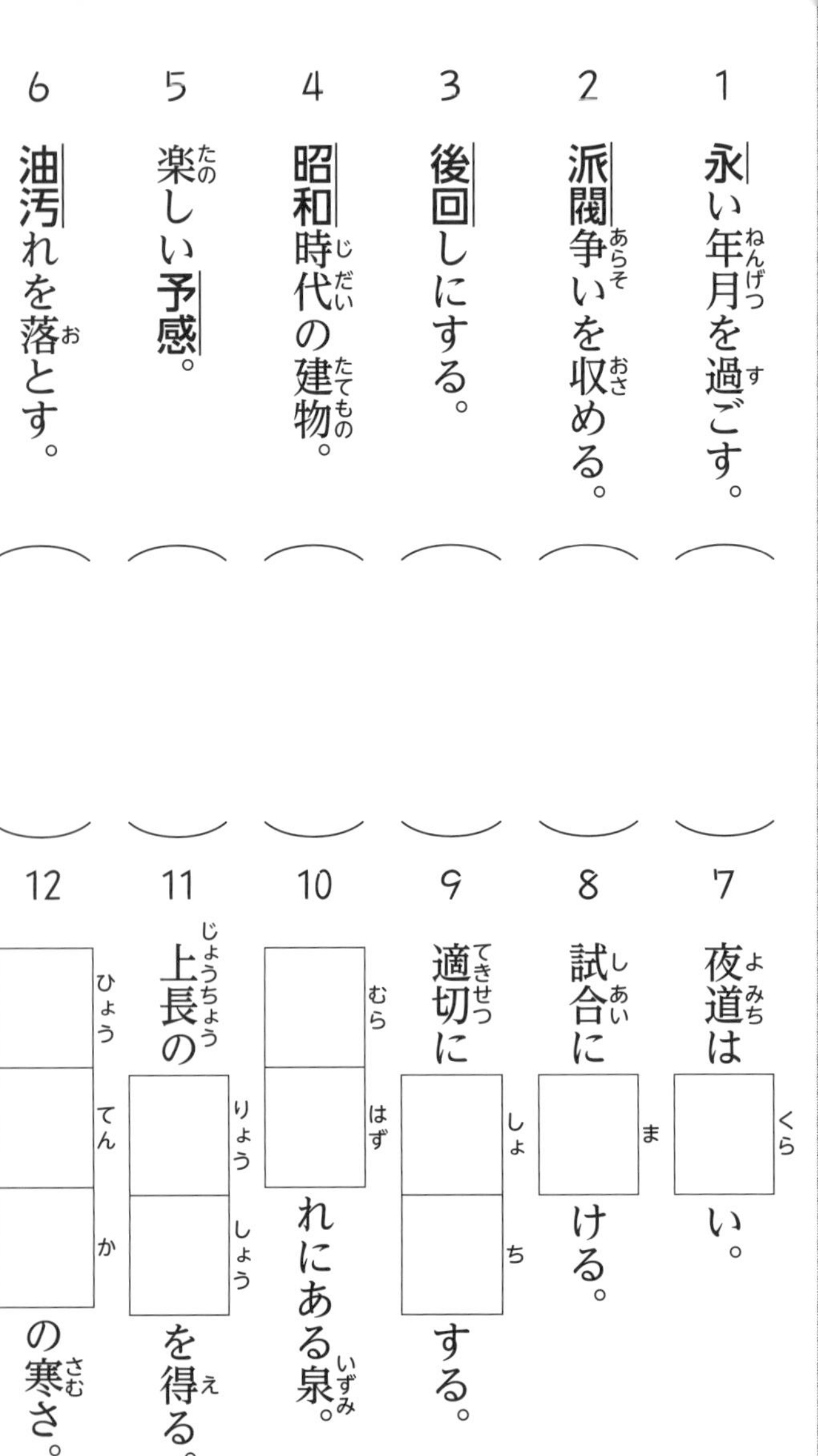

1 永い年月（ねんげつ）を過（す）ごす。（　　）

2 派閥争（あらそ）いを収（おさ）める。（　　）

3 後回しにする。（　　）

4 昭和時代（じだい）の建物（たてもの）。（　　）

5 楽（たの）しい予感。（　　）

6 油汚れを落（お）とす。（　　）

7 夜道（よみち）は□（くら）い。

8 試合（しあい）に□（ま）ける。

9 適切（てきせつ）に□□（しょち）する。

10 □（むら）□（はず）れにある泉（いずみ）。

11 上長（じょうちょう）の□□（りょうしょう）を得（え）る。

12 □□□（ひょうてんか）の寒（さむ）さ。

月　日

得点　／12

57日の答え ▶ 1. あつ 2. と 3. くいき 4. せんしゅ 5. つうこん 6. かいきゅう 7. 結 8. 使（遣）9. 郊外 10. 多大 11. 反対 12. 農産物

60日 同音異義語

□に漢字を書きましょう。

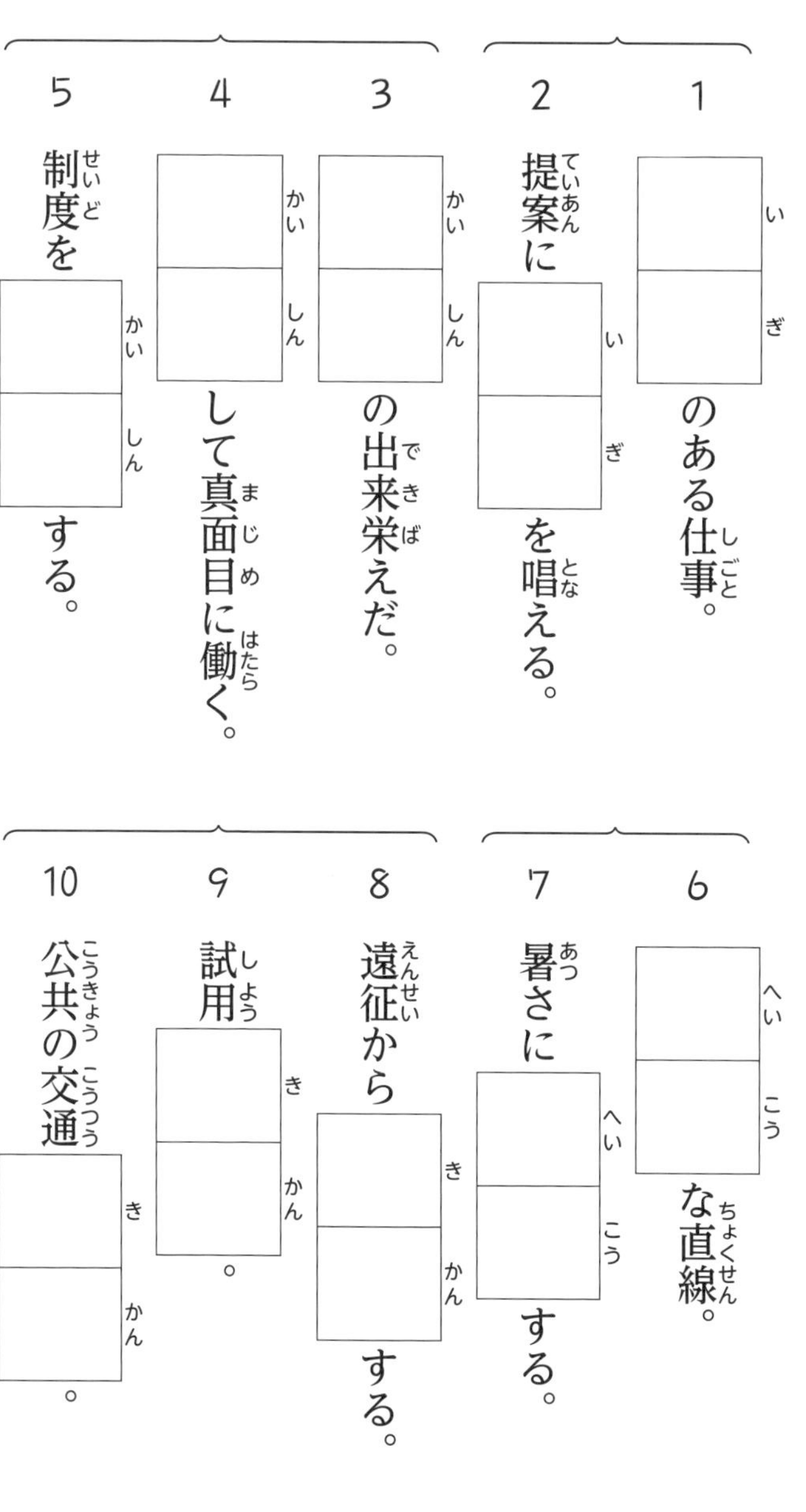

1 □□（いぎ）のある仕事（しごと）。

2 提案（ていあん）に□□（いぎ）を唱（とな）える。

3 □□（かいしん）の出来栄（できば）えだ。

4 □□（かいしん）して真面目（まじめ）に働（はたら）く。

5 制度（せいど）を□□（かいしん）する。

6 □□（へいこう）な直線（ちょくせん）。

7 暑（あつ）さに□□（へいこう）する。

8 遠征（えんせい）から□□（きかん）する。

9 試用（しよう）□□（きかん）。

10 公共（こうきょう）の交通（こうつう）□□（きかん）。

月　日

得点　／10

58日の答え ▶ 1. ゆうばり 2. しいたけ 3. じどり 4. ささ 5. がき 6. 納豆 7. 小松菜 8. しもにた 9. 信州 10. ぶどう

61日

歴史上の人物・出来事（鎌倉）

——線部は読み方をひらがなで、□は漢字を書きましょう。

月　日

得点　／12

1　源（みなもとの）頼朝　（　　　）

2　運慶　（　　　）

3　北条（ほうじょう）時宗　（　　　）

4　承久の乱（らん）　（　　　）

5　六波羅探題（たんだい）の設置（せっち）　（　　　）

6　元寇　（　　　）

7　北条（ほうじょう）□□（まさ・こ）

8　□□□（ご・と・ば）上皇（じょうこう）

9　□□（しゅ・ご）地頭（じとう）の設置（せっち）

10　鎌倉（かまくら）□□（ばく・ふ）の始まり（はじ）

11　□□（しっ・けん）制度（せいど）の創設（そうせつ）

12　御成敗（ごせいばい）□□（しき・もく）制定（せいてい）

59日の答え ▶ 1．なが　2．はばつ　3．あとまわ　4．しょうわ　5．よかん　6．あぶらよご　7．暗　8．負　9．処置　10．村外　11．了承　12．氷点下

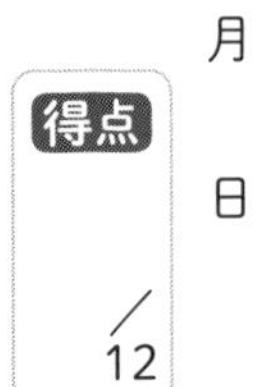

62日

覚えておきたい基本の漢字

――線部は読み方をひらがなで、□は漢字を書きましょう。

1 牧場(ぼくじょう)を柵で囲(かこ)う。（　　）

2 とぼけて白を切(き)る。（　　）

3 食物(しょくもつ)繊維を摂取(せっしゅ)する。（　　）

4 豆腐(とうふ)を半丁買(か)う。（　　）

5 真相(しんそう)を究明する。（　　）

6 期待に胸(むね)が躍(おど)る。（　　）

7 みかんの□(かわ)をむく。

8 □(お)いかけっこをする。

9 □□(かねん)ごみの日(ひ)。

10 ハンマーなどの□□(こうぐ)。

11 □□(おうひ)の冠(かんむり)。

12 □□(ひょうじょう)を和(やわ)らげる。

月　日

得点　／12

60日の答え ▶ 1. 意義 2. 異議 3. 会心 4. 改心 5. 改新 6. 平行 7. 閉口 8. 帰還 9. 期間 10. 機関

63日

四字熟語

――線部は読み方をひらがなで、□は漢字を書きましょう。

1 質実剛健（ごうけん）　（　　）

2 博覧（はくらん）強記　（　　）

3 悠悠（ゆうゆう）自適　（　　）

4 唯我（ゆいが）独尊　（　　）

5 付和雷同（らいどう）　（　　）

6 薄利多売（たばい）　（　　）

7 半（はん）□（しん）半（はん）□（ぎ）

8 自（じ）□（が）自（じ）□（さん）

9 □（か）□（ちょう）風月（ふうげつ）

10 □（かん）□（ぜん）無欠（むけつ）

11 □（たん）□（とう）直入（ちょくにゅう）

12 □（ぎょく）□（せき）混交（こんこう）

月　日

得点　／12

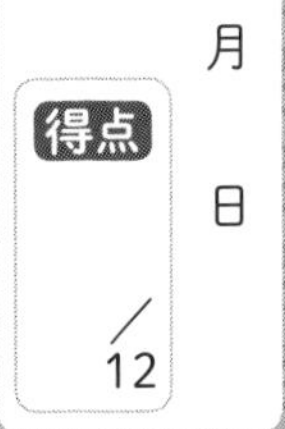

61日の答え ▶ 1. よりとも 2. うんけい 3. ときむね 4. じょうきゅう 5. ろくはら 6. げんこう 7. 政子 8. 後鳥羽 9. 守護 10. 幕府 11. 執権 12. 式目

64日

覚えておきたい基本の漢字

——線部は読み方をひらがなで、□は漢字を書きましょう。

1 線路（せんろ）を**延**ばす。（　　）

2 **雌雄**を決（けっ）する。（　　）

3 **話題**の新製品（しんせいひん）。（　　）

4 彼（かれ）は**童顔**だ。（　　）

5 **飲酒**を控（ひか）える。（　　）

6 長編（ちょうへん）の**叙事詩**。（　　）

7 □（ち）の巡（めぐ）りを良（よ）くする。

8 □□（しゃおん）会（かい）に出席（しゅっせき）する。

9 □□（いちじゅう）三菜（さんさい）を並（なら）べる。

10 □□（ゆみず）のように金（かね）を使（つか）う。

11 ポイント□□（ごばい）デー。

12 民生（みんせい）□□（いいん）になる。

月　日

得点　／12

62日の答え ▶ 1.さく 2.しら 3.せんい 4.はんちょう 5.きゅうめい 6.きたい 7.皮 8.追 9.可燃 10.工具 11.王妃 12.表情

65日

旧国名

――線部の読み方をひらがなで書きましょう。

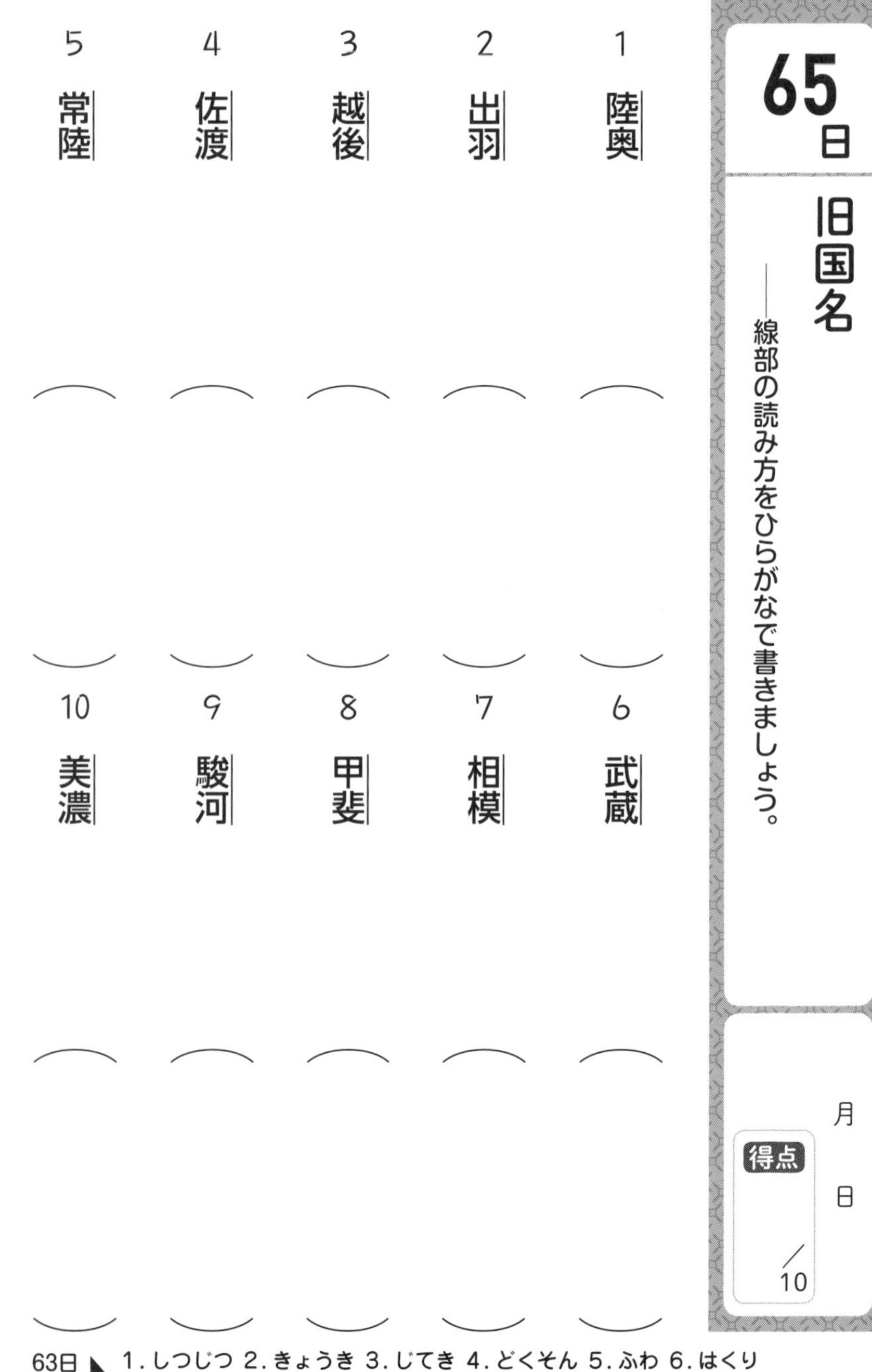

1 陸奥（　　）

2 出羽（　　）

3 越後（　　）

4 佐渡（　　）

5 常陸（　　）

6 武蔵（　　）

7 相模（　　）

8 甲斐（　　）

9 駿河（　　）

10 美濃（　　）

月　日

得点　／10

63日の答え▶ 1．しつじつ 2．きょうき 3．じてき 4．どくそん 5．ふわ 6．はくり 7．信・疑 8．画・賛 9．花鳥 10．完全 11．単刀 12．玉石

66日 覚えておきたい基本の漢字

——線部は読み方をひらがなで、□は漢字を書きましょう。

月　日

得点　／12

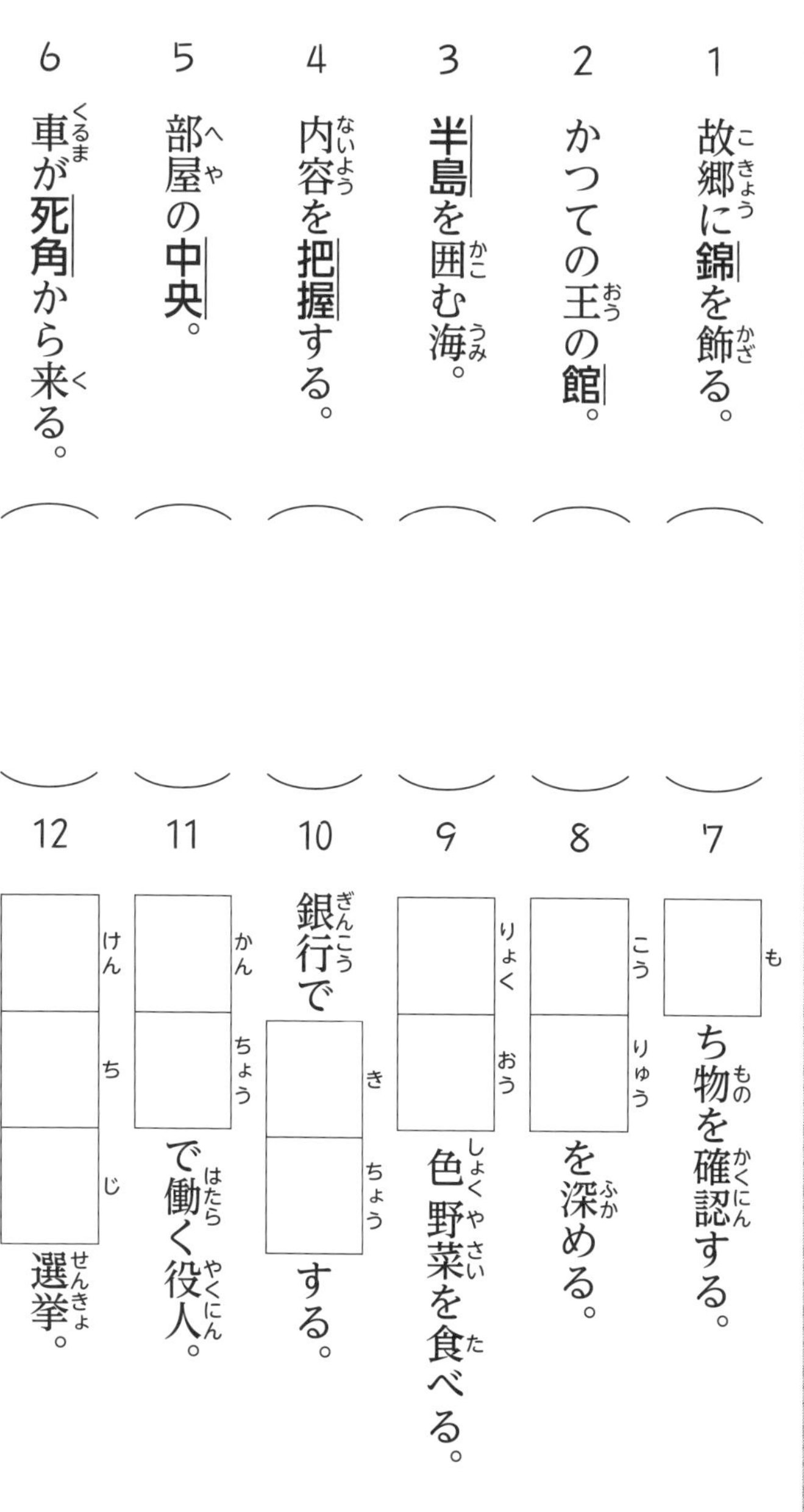

1 故郷(こきょう)に**錦**を飾(かざ)る。（　　）

2 かつての王(おう)の**館**。（　　）

3 **半島**を囲(かこ)む海(うみ)。（　　）

4 内容(ないよう)を**把握**する。（　　）

5 部屋(へや)の**中央**。（　　）

6 車(くるま)が**死角**から来(く)る。（　　）

7 □(も)ち物(もの)を確認(かくにん)する。

8 □□(こう りゅう)を深(ふか)める。

9 □□(りょく おう)色野菜(しょくやさい)を食(た)べる。

10 銀行(ぎんこう)で□□(き ちょう)する。

11 □□(かん ちょう)で働(はたら)く役人(やくにん)。

12 □□□(けん ち じ)選挙(せんきょ)。

64日の答え ▶ 1. の 2. しゆう 3. わだい 4. どうがん 5. いんしゅ 6. じょじし 7. 血 8. 謝恩 9. 一汁 10. 湯水 11. 五倍 12. 委員

67日

覚えておきたい基本の漢字

――線部は読み方をひらがなで、□は漢字を書きましょう。

1 花(はな)も恥じらう美貌(びぼう)。（　　）

2 他力本願(ほんがん)の教(おし)え。（　　）

3 心(こころ)の琴線に触(ふ)れる。（　　）

4 怖(こわ)さに鳥肌が立(た)つ。（　　）

5 政治的(せいじてき)な確信犯。（　　）

6 破天荒な試(こころ)みだ。（　　）

7 気(き)が□(お)けない友人(ゆうじん)だ。

8 □□(ねんど)をこねる。

9 □□(しおどき)を待(ま)って出(で)かける。

10 周囲(しゅうい)の□□(しっしょう)を買(か)う。

11 □□(たいれつ)を組(く)んで進(すす)む。

12 □□□(あめもよう)の雲(くも)。

月　日

得点　／12

65日の答え ▶ 1. むつ 2. でわ 3. えちご 4. さど 5. ひたち 6. むさし 7. さがみ 8. かい 9. するが 10. みの

68日

日本の三大瀑布・三大ダム

――線部は読み方をひらがなで、□は漢字を書きましょう。

月　日

得点　／12

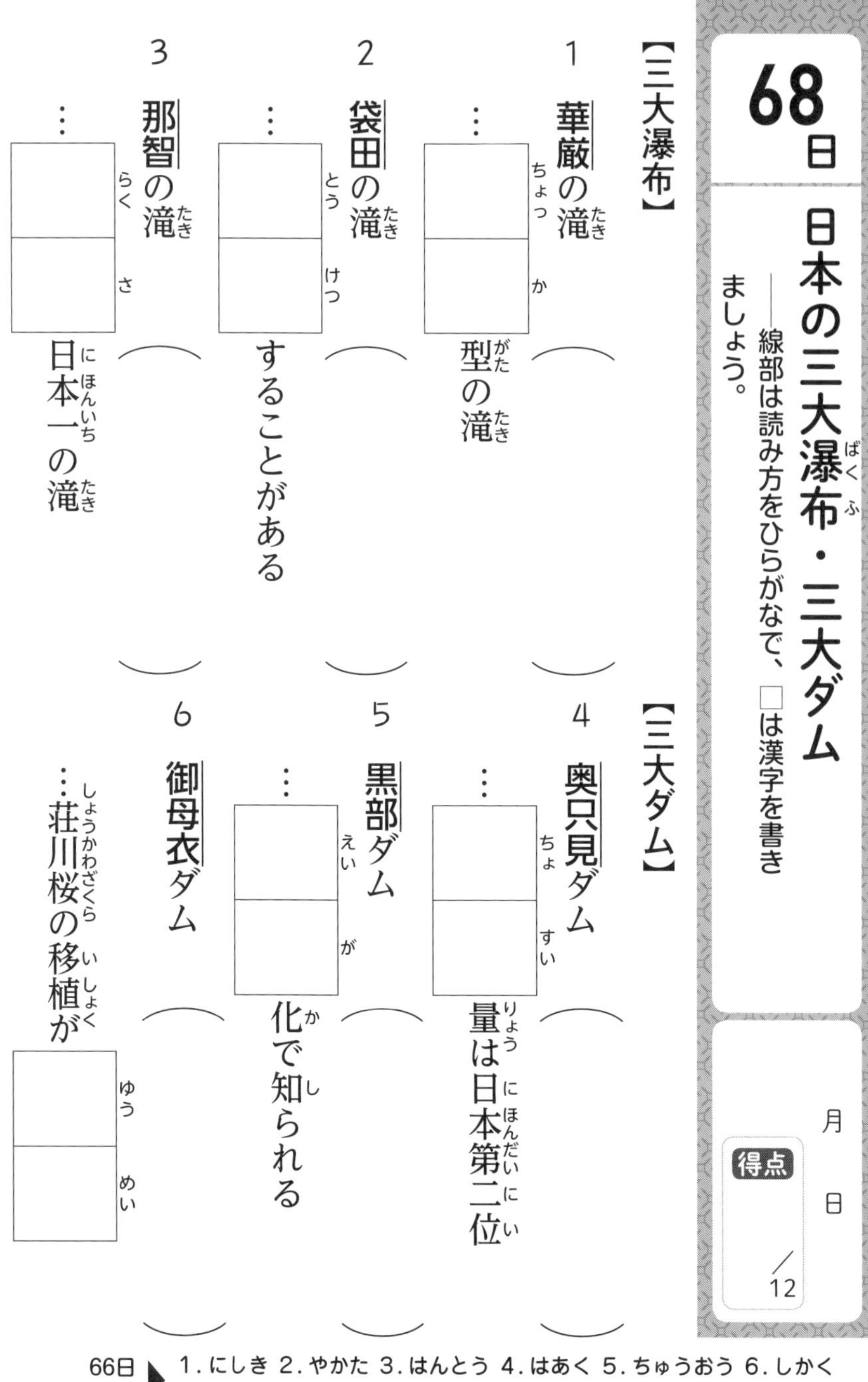

【三大瀑布】

1 華厳の滝（　　）…［ちょっ］［か］型の滝

2 袋田の滝（　　）…［とう］［けつ］することがある

3 那智の滝（　　）…［らく］［さ］日本一の滝

【三大ダム】

4 奥只見ダム（　　）…［ちょ］［すい］量は日本第二位

5 黒部ダム（　　）…［えい］［が］化で知られる

6 御母衣ダム（　　）…荘川桜の移植が［ゆう］［めい］

66日の答え ▶ 1．にしき 2．やかた 3．はんとう 4．はあく 5．ちゅうおう 6．しかく 7．持 8．交流 9．緑黄 10．記帳 11．官庁 12．県知事

69日

覚えておきたい基本の漢字

——線部は読み方をひらがなで、□は漢字を書きましょう。

月　日

得点　／12

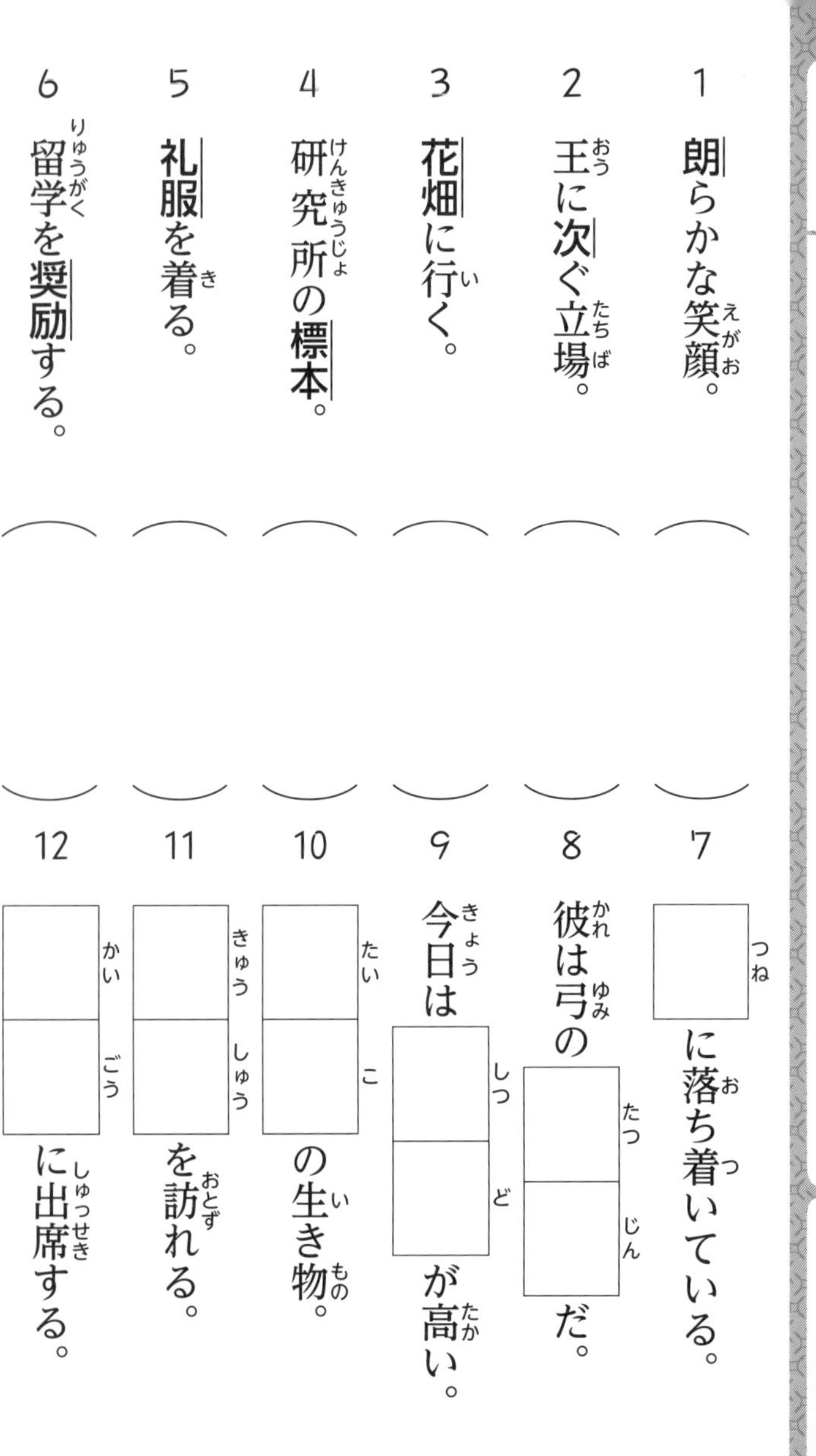

1 朗らかな笑顔（えがお）。（　　）
2 王（おう）に次ぐ立場（たちば）。（　　）
3 花畑に行（い）く。（　　）
4 研究所（けんきゅうじょ）の標本。（　　）
5 礼服を着（き）る。（　　）
6 留学（りゅうがく）を奨励する。（　　）

7 □（つね）に落（お）ち着（つ）いている。
8 彼（かれ）は弓（ゆみ）の□□（たつじん）だ。
9 今日（きょう）は□□（しつど）が高（たか）い。
10 □□（たいこ）の生（い）き物（もの）。
11 □□（きゅうしゅう）を訪（おとず）れる。
12 □□（かいごう）に出席（しゅっせき）する。

67日の答え ▶ 1.は 2.たりき 3.きんせん 4.とりはだ 5.かくしんはん 6.はてんこう 7.置 8.粘土 9.潮時 10.失笑 11.隊列 12.雨模様

70日

故事成語

――線部は読み方をひらがなで、□は漢字を書きましょう。

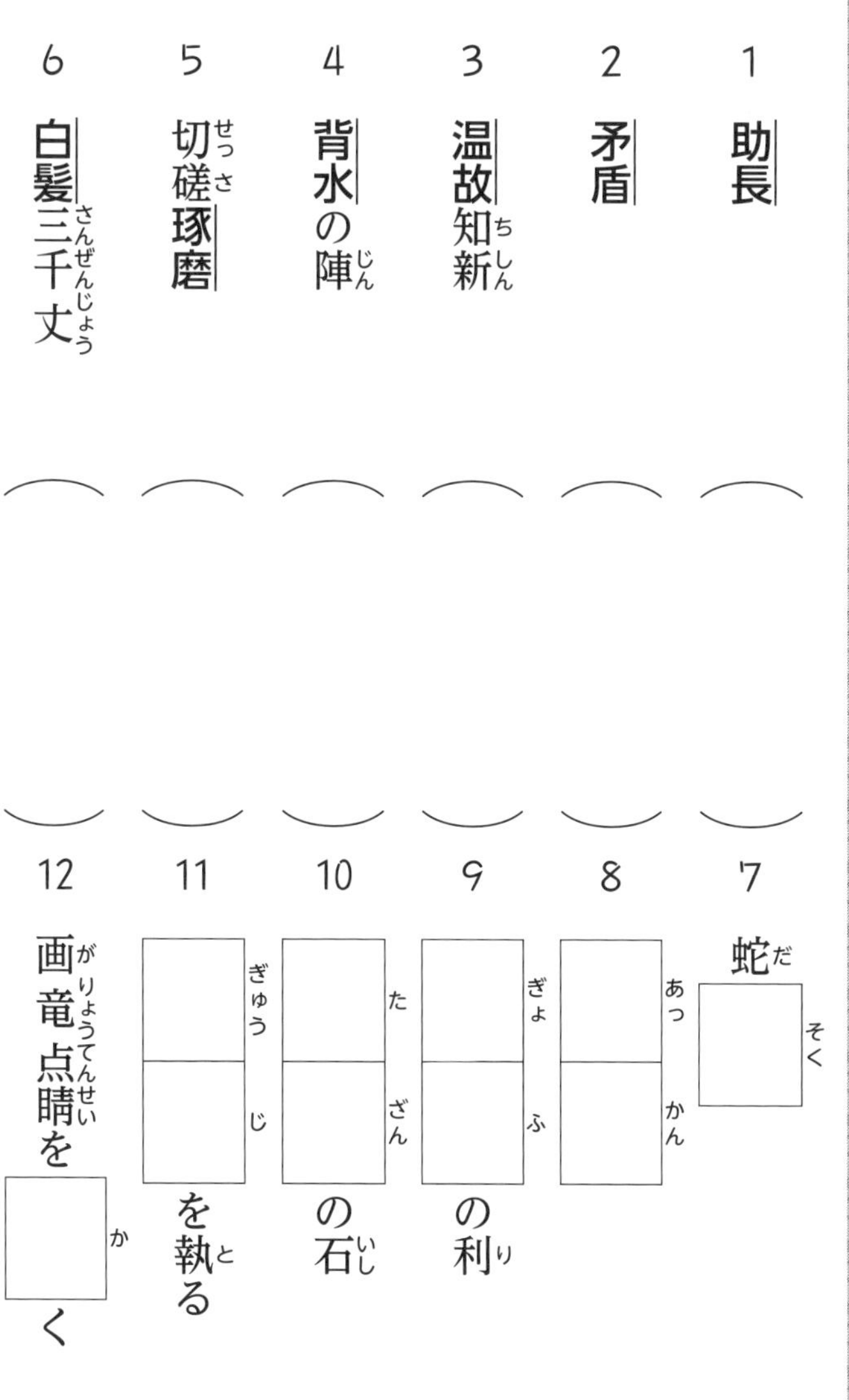

1 助長（　　）

2 矛盾（　　）

3 温故知新（ちしん）（　　）

4 背水の陣（じん）（　　）

5 切磋琢磨（せっさ）（　　）

6 白髪三千丈（さんぜんじょう）（　　）

7 蛇（だ）□（そく）

8 □□（あっかん）

9 □□（ぎょふ）の利（り）

10 □□（たざん）の石（いし）

11 □□（ぎゅうじ）を執（と）る

12 画竜点睛（がりょうてんせい）を□（か）く

月　日

得点　／12

68日の答え ▶ 1. けごん・直下 2. ふくろだ・凍結 3. なち・落差
4. おくただみ・貯水 5. くろべ・映画 6. みぼろ・有名

71日

覚えておきたい基本の漢字

――線部は読み方をひらがなで、□は漢字を書きましょう。

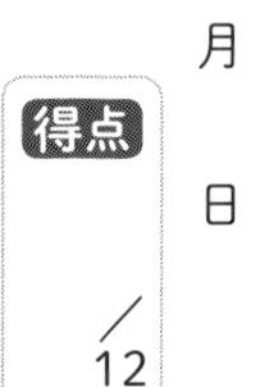

1 この荷物（にもつ）は**軽**い。（　　）

2 紅茶（こうちゃ）をカップに**注**ぐ。（　　）

3 **路線**を変更（へんこう）する。（　　）

4 イベントを**主催**する。（　　）

5 船（ふね）を**係留**する。（　　）

6 働（はたら）いて**報酬**を得（え）る。（　　）

7 □（かみ）に祈（いの）りを捧（ささ）げる。

8 元気（げんき）が出（で）る□（うた）。

9 品質（ひんしつ）を□□（い・じ）する。

10 掃除機（そうじき）の□□（きゅう・いん）力（りょく）。

11 □□（ほう・こう）を指（さ）し示（しめ）す。

12 □□（まい・びょう）三（さん）メートルで進（すす）む。

69日の答え ▶ 1. ほが 2. つ 3. はなばたけ 4. ひょうほん 5. れいふく 6. しょうれい 7. 常 8. 達人 9. 湿度 10. 太古 11. 九州 12. 会合

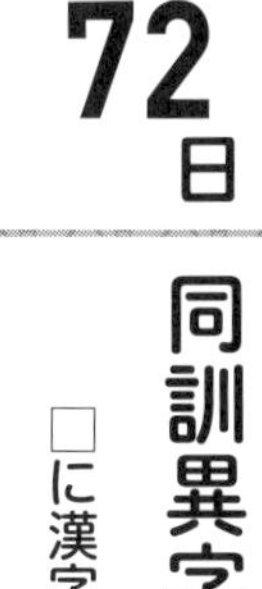

同訓異字

□に漢字を書きましょう。

1 まだ□(はや)い時間(じかん)だ。

2 彼(かれ)は足(あし)が□(はや)い。

3 夜(よ)が□(あ)ける。

4 家(いえ)を□(あ)ける。

5 窓(まど)を□(あ)ける。

6 □(あたた)かいスープ。

7 □(あたた)かい部屋(へや)。

8 人情(にんじょう)が□(あつ)い。

9 □(あつ)い日(ひ)が続(つづ)く。

10 □(あつ)い茶(ちゃ)を飲(の)む。

月　日

得点　／10

70日の答え ▶ 1. じょちょう 2. むじゅん 3. おんこ 4. はいすい 5. たくま 6. はくはつ 7. 足 8. 圧巻 9. 漁夫 10. 他山 11. 牛耳 12. 欠

73日

手紙の用語

□に漢字を書きましょう。

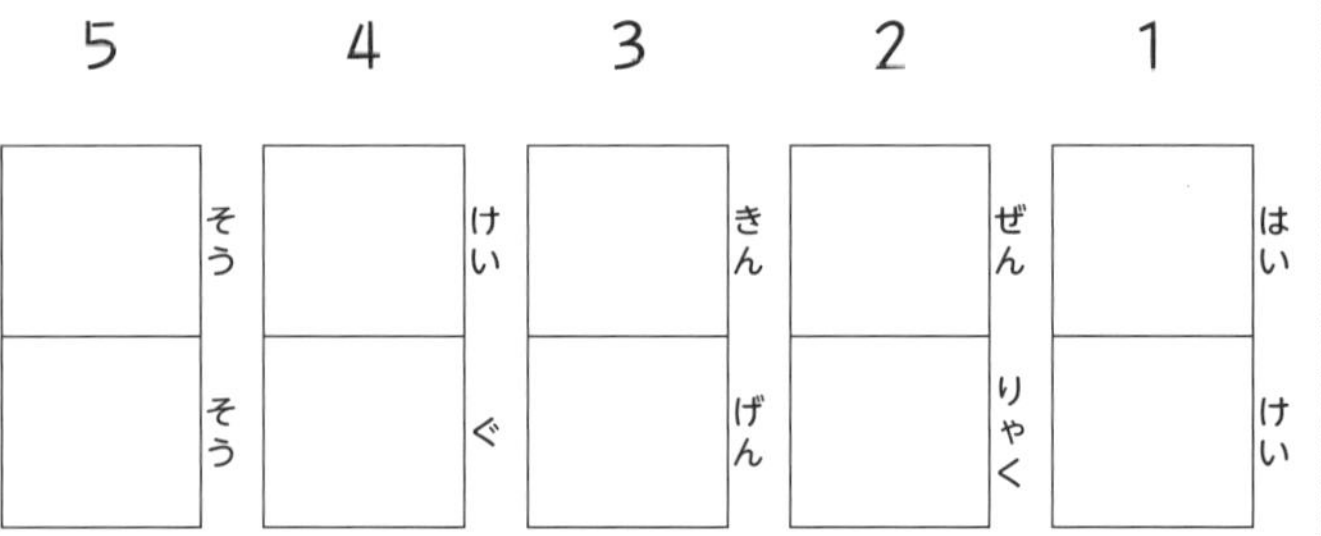

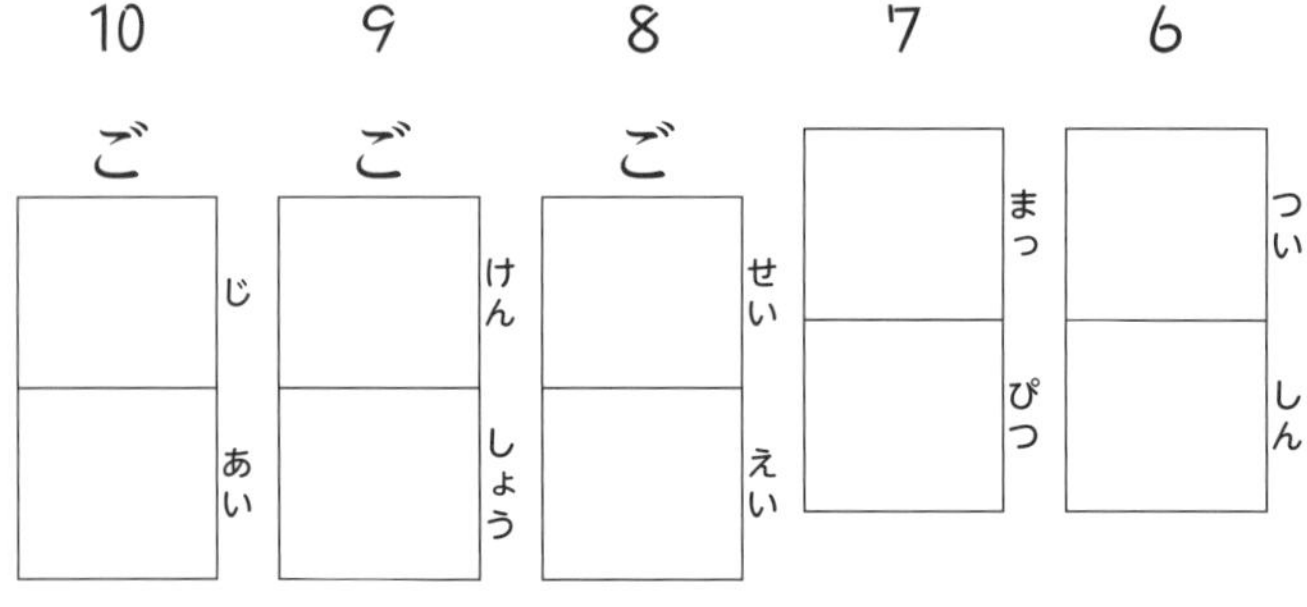

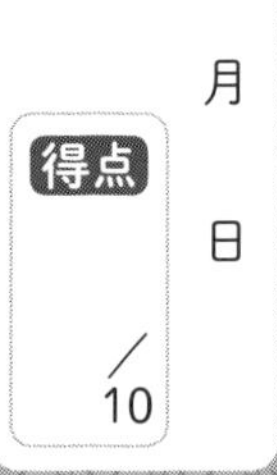

71日の答え ▶ 1. かる 2. そそ 3. ろせん 4. しゅさい 5. けいりゅう 6. ほうしゅう 7. 神 8. 歌（唄）9. 維持 10. 吸引 11. 方向 12. 毎秒

74日

覚えておきたい基本の漢字

――線部は読み方をひらがなで、□は漢字を書きましょう。

月　日

得点 ／12

1 仕事(しごと)を終える。（　　）
2 飛行機(ひこうき)の操縦士(し)。（　　）
3 左遷を回避(かいひ)する。（　　）
4 意図的(てき)に話(はな)す。（　　）
5 アジアの仏教(ぶっきょう)寺院。（　　）
6 連覇を達成(たっせい)する。（　　）

7 □(にわ)に差(さ)す光(ひかり)。
8 かばんが□(おも)い。
9 ワカメなどの□□(かいそう)類(るい)。
10 ラジオの□□(ほうそう)局(きょく)。
11 物語(ものがたり)の□□(じょしょう)。
12 料理(りょうり)を□□(ちゅうもん)する。

72日の答え ▶ 1.早 2.速 3.明 4.空 5.開 6.温 7.暖 8.厚 9.暑 10.熱

75日

類義語

□に漢字を書き、類義語の組を完成させましょう。

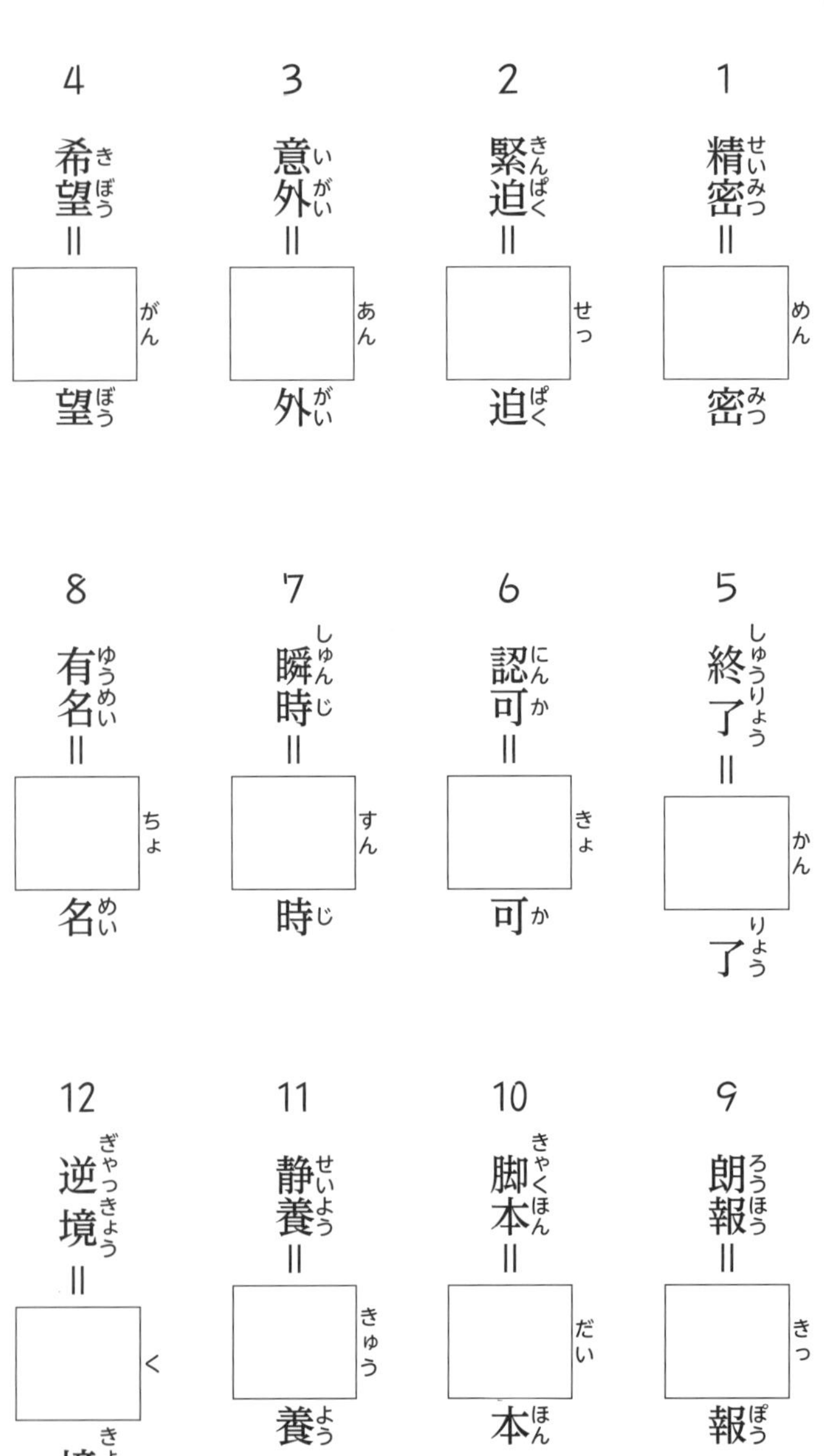

月　日

得点　／12

73日の答え ▶ 1. 拝啓　2. 前略　3. 謹言　4. 敬具　5. 草草（草々）
6. 追伸　7. 末筆　8. 清栄　9. 健勝　10. 自愛

76日

覚えておきたい基本の漢字

――線部は読み方をひらがなで、□は漢字を書きましょう。

月　日

得点　／12

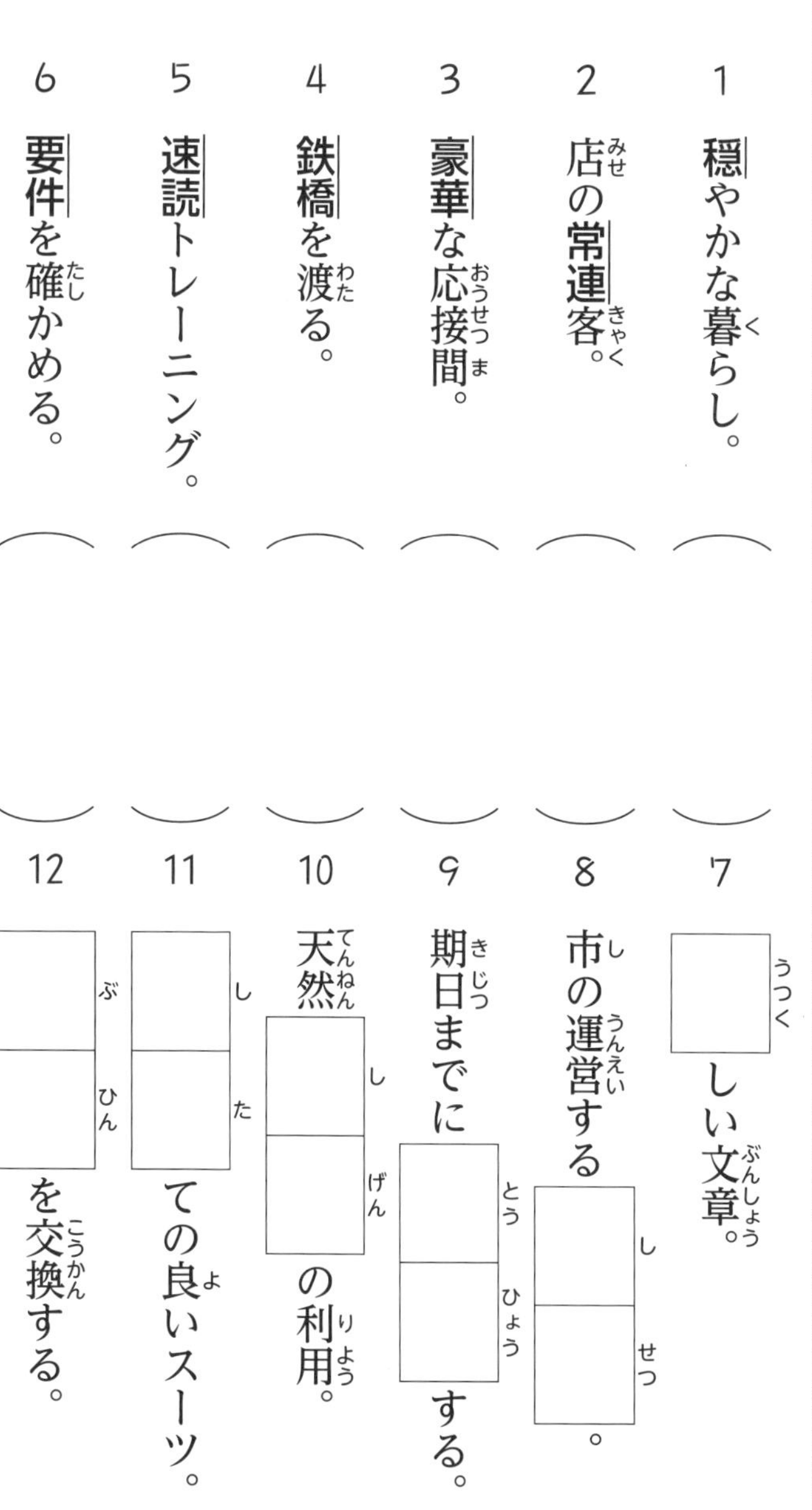

1 <u>穏</u>やかな暮(く)らし。（　　）

2 店(みせ)の<u>常連</u>客(きゃく)。（　　）

3 <u>豪華</u>な応接間(おうせつま)。（　　）

4 <u>鉄橋</u>を渡(わた)る。（　　）

5 <u>速読</u>トレーニング。（　　）

6 <u>要件</u>を確(たし)かめる。（　　）

7 □(うつく)しい文章(ぶんしょう)。

8 市(し)の運営(うんえい)する□□(しせつ)。

9 期日(きじつ)までに□□(とうひょう)する。

10 天然(てんねん)□□(しげん)の利用(りよう)。

11 □□(した)ての良(よ)いスーツ。

12 □□(ぶひん)を交換(こうかん)する。

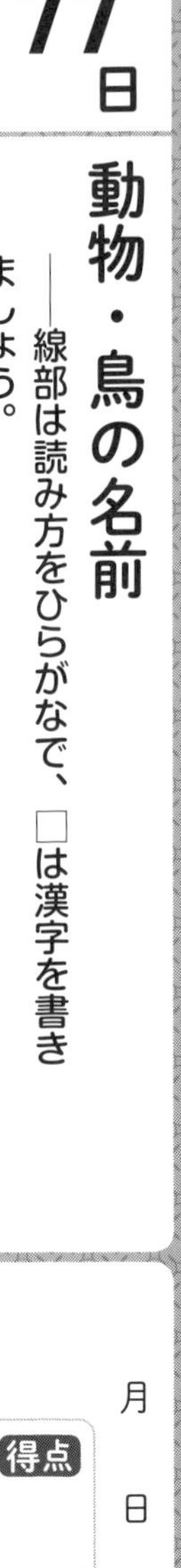

77日

動物・鳥の名前

——線部は読み方をひらがなで、□は漢字を書きましょう。

月　日

得点　／10

1 山羊（　　　）

2 狼（　　　）

3 二十日鼠（　　　）

4 丹頂（鶴^つる^）（　　　）

5 河馬（　　　）

6 □（しか）

7 □□（おなが）鶏^どり^

8 □□（すいぎゅう）

9 □□□（あおだいしょう）（蛇^へび^）

10 □□□（ほっきょくぐま）

75日の答え ▶ 1.綿 2.切 3.案 4.願 5.完 6.許 7.寸 8.著 9.吉 10.台 11.休 12.苦

78日

覚えておきたい基本の漢字

――線部は読み方をひらがなで、□は漢字を書きましょう。

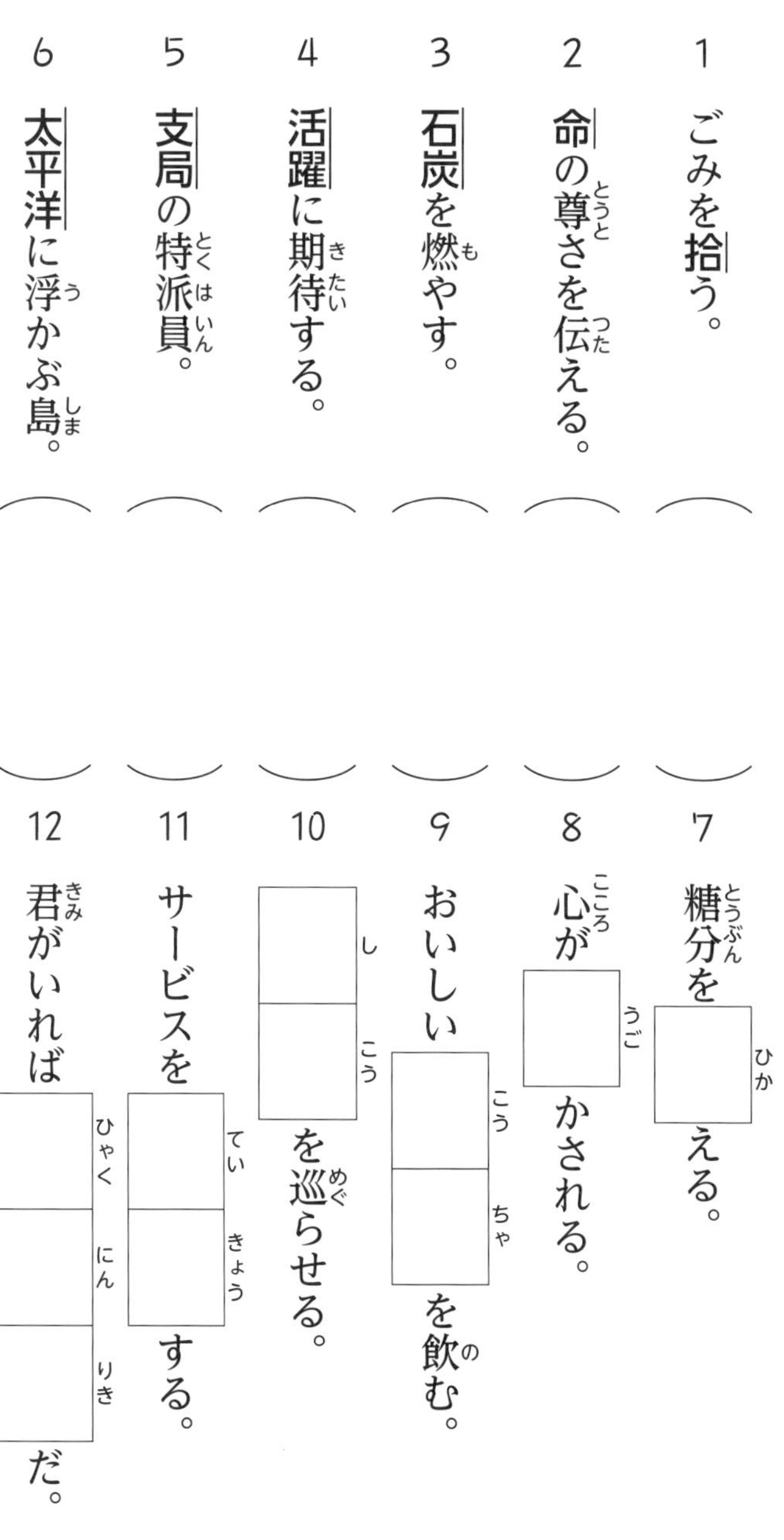

1 ごみを拾う。（　　）

2 命の尊さを伝える。（　　）

3 石炭を燃やす。（　　）

4 活躍に期待する。（　　）

5 支局の特派員。（　　）

6 太平洋に浮かぶ島。（　　）

7 糖分を□（ひか）える。

8 心が□（うご）かされる。

9 おいしい□□（こうちゃ）を飲む。

10 □□（しこう）を巡らせる。

11 サービスを□□（ていきょう）する。

12 君がいれば□□□（ひゃくにんりき）だ。

月　日

得点　／12

76日の答え ▶ 1.おだ 2.じょうれん 3.ごうか 4.てっきょう 5.そくどく 6.ようけん 7.美 8.施設 9.投票 10.資源 11.仕立 12.部品

79日

特別な読み方の言葉

——線部の読み方をひらがなで書きましょう。

月　日

得点　／10

1 今年の夏(なつ)は暑(あつ)い。（　　）

2 一泊(いっぱく)二日の旅行(りょこう)。（　　）

3 乙女心(ごころ)を理解(りかい)する。（　　）

4 大人向(む)けの味付(あじつ)け。（　　）

5 窓(まど)から景色を見(み)る。（　　）

6 田舎に住(す)みたい。（　　）

7 笑顔で応対(おうたい)する。（　　）

8 風邪薬(ぐすり)を飲(の)む。（　　）

9 河原で休憩(きゅうけい)する。（　　）

10 迷子に声(こえ)をかける。（　　）

77日の答え ▶ 1．やぎ 2．おおかみ 3．はつかねずみ 4．たんちょう 5．かば 6．鹿 7．尾長 8．水牛 9．青大将 10．北極熊

80日

覚えておきたい基本の漢字

――線部は読み方をひらがなで、□は漢字を書きましょう。

月　日

得点　／12

1　波が打ち寄せる。（　　）

2　病が癒える。（　　）

3　落第をまぬがれる。（　　）

4　教育法を見直す。（　　）

5　お駄賃をあげる。（　　）

6　玉手箱を開ける。（　　）

7　情熱の□（ほのお）を燃やす。

8　□（さいわ）いけがはなかった。

9　□□（ちく）の代表になる。

10　一の位を□□（ししゃ）五入する。

11　著名な□□（ひひょう）家。

12　事態が□□（しんてん）する。

78日の答え▶ 1．ひろ 2．いのち 3．せきたん 4．かつやく 5．しきょく 6．たいへいよう 7．控 8．動 9．紅茶 10．思考 11．提供 12．百人力

81日

政治・経済に関する言葉

――線部は読み方をひらがなで、□は漢字を書きましょう。

1 憲法の公布(こうふ)
（　　）

2 国家(こっか)元首
（　　）

3 外交政策(せいさく)
（　　）

4 国債の発行(はっこう)
（　　）

5 貿易(ぼうえき)摩擦
（　　）

6 □□(みんしゅ)政治(せいじ)

7 □□(せんきょ)権(けん)

8 □□(じょうやく)の締結(ていけつ)

9 平均□□(かぶか)

10 □□□(しょとくぜい)

月　日

得点　／10

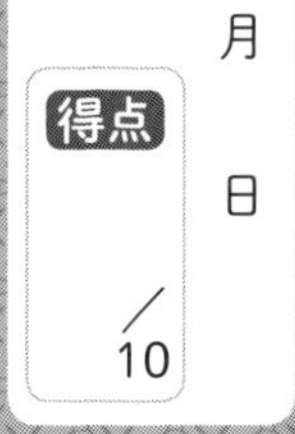

79日の答え ▶ 1.ことし 2.ふつか 3.おとめ 4.おとな 5.けしき 6.いなか 7.えがお 8.かぜ 9.かわら 10.まいご

82日 部首が分かりにくい漢字

□に漢字を書きましょう。

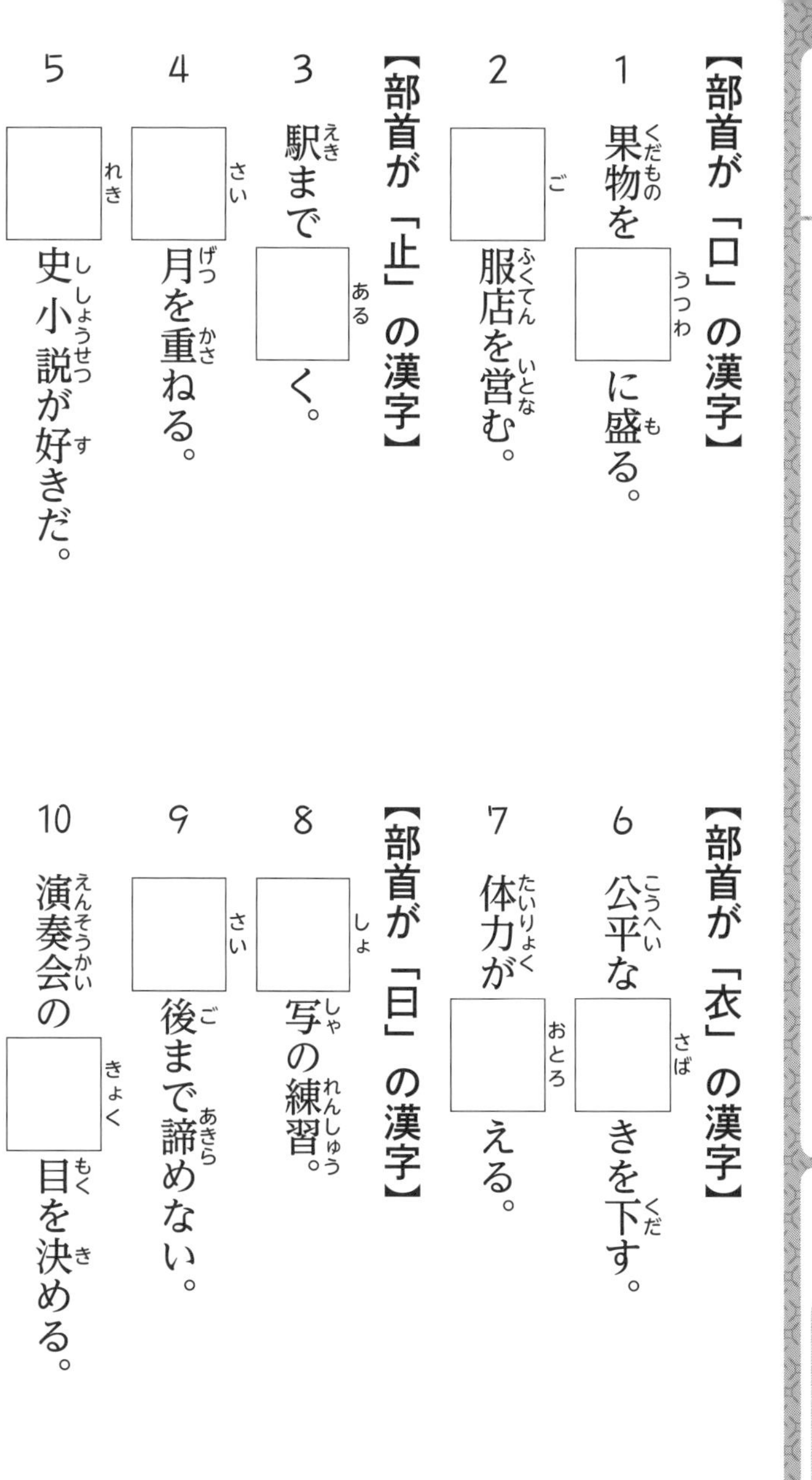

【部首が「口」の漢字】

1 果物(くだもの)を□(うつわ)に盛(も)る。

2 □(ご)服店(ふくてん)を営(いとな)む。

【部首が「止」の漢字】

3 駅(えき)まで□(ある)く。

4 □(さい)月(げつ)を重(かさ)ねる。

5 □(れき)史(し)小説(しょうせつ)が好(す)きだ。

【部首が「衣」の漢字】

6 公平(こうへい)な□(さば)きを下(くだ)す。

7 体力(たいりょく)が□(おとろ)える。

【部首が「日」の漢字】

8 □(しょ)写(しゃ)の練習(れんしゅう)。

9 □(さい)後(ご)まで諦(あきら)めない。

10 演奏会(えんそうかい)の□(きょく)目(もく)を決(き)める。

月　日

得点　／10

80日の答え ▶ 1. なみ 2. やまい 3. らくだい 4. きょういく 5. だちん 6. たまてばこ 7. 炎 8. 幸 9. 地区 10. 四捨 11. 批評 12. 進展

83日

覚えておきたい基本の漢字

――線部は読み方をひらがなで、□は漢字を書きましょう。

1 危険が去る。（　　）

2 本音を気取られる。（　　）

3 きつい坂道。（　　）

4 想定の範囲内だ。（　　）

5 腹蔵なく語り合う。（　　）

6 水が沸騰する。（　　）

7 □（ひつじ）の親子。

8 優れた□□（みかく）。

9 かたくなに□□（きょぜつ）する。

10 勝利に□□（きしょく）満面だ。

11 美しい□□（ちきゅう）。

12 □□（そとまわ）り営業に出る。

得点　月　日　／12

81日の答え ▶ 1.けんぽう 2.げんしゅ 3.がいこう 4.こくさい 5.まさつ 6.民主 7.選挙 8.条約 9.株価 10.所得税

84日

漢字しりとり

漢字の読みでしりとりになるように、それぞれ下の⬚から漢字を選んで□に書きましょう。

得点 月 日 ／6

1 労 → □ → 種 → □ → 追 → □
熱・稲・歌
2 □ → 築 → □ → 幹 → □ → 口
町・客・組
3 糸 → □ → □ → □ → 上 → □
薬・駅・特・流
4 川 → □ → □ → 枚 → □ → □
玉・谷・綿・板
5 旅 → □ → □ → □ → □ → □
君・海・秒・席・店
6 □ → □ → □ → □ → □ → 坂
陸・鼻・草・仮・中

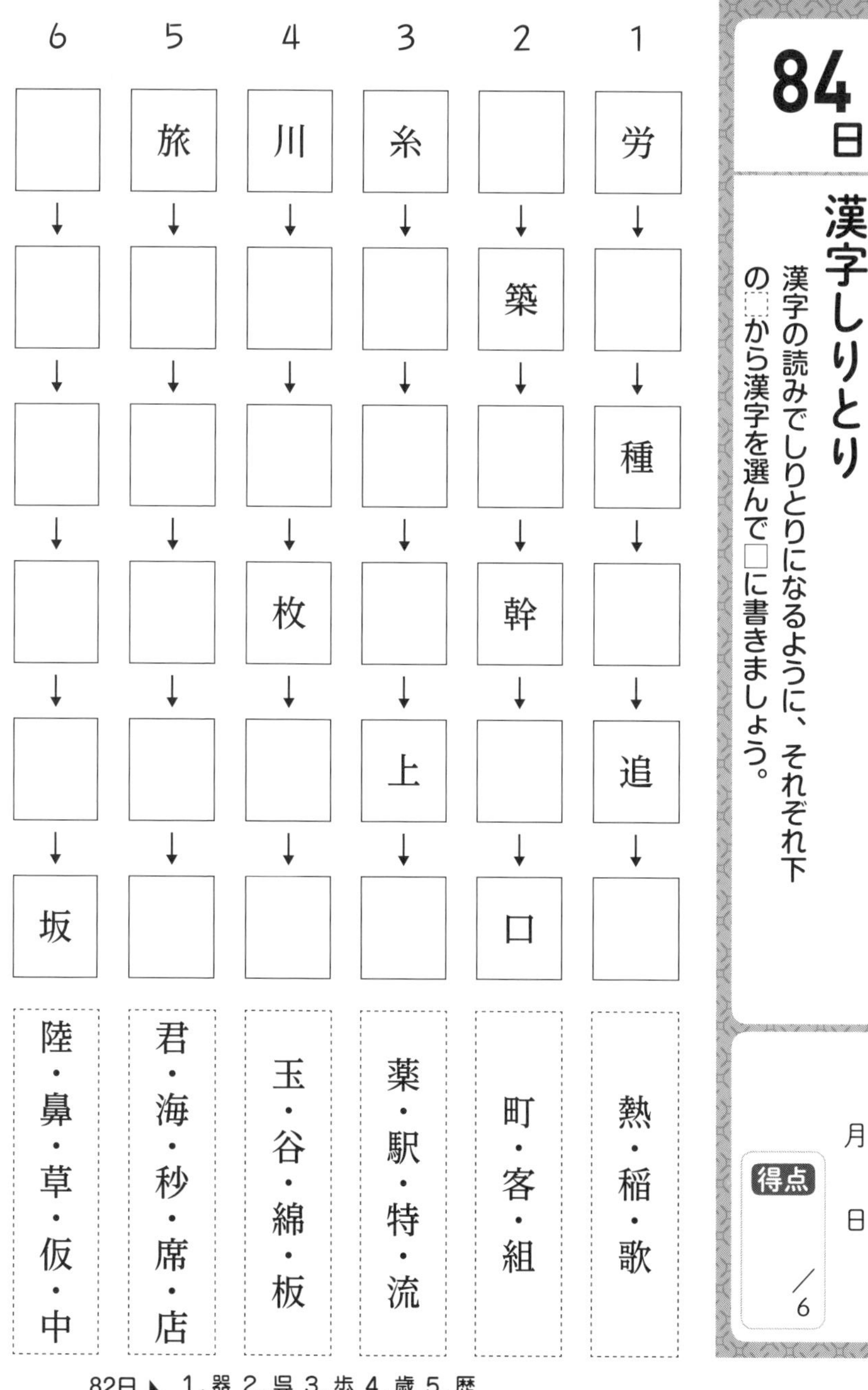

82日の答え ▶ 1.器 2.呉 3.歩 4.歳 5.歴 6.裁 7.衰 8.書 9.最 10.曲

85日

覚えておきたい基本の漢字

――線部は読み方をひらがなで、□は漢字を書きましょう。

1 牛(うし)が暴れる。（　　）

2 才能(さいのう)を発揮する。（　　）

3 曇天が続(つづ)く。（　　）

4 文章をよく読(よ)む。（　　）

5 陽動作戦(さくせん)に出(で)る。（　　）

6 根負けして折(お)れる。（　　）

7 表彰(ひょうしょう)を□(う)ける。

8 □□(あくみょう)高(だか)い。

9 計画(けいかく)を□□(ほりゅう)にする。

10 □□(きんじょ)付(づ)き合(あ)い。

11 弱点(じゃくてん)を□□(こくふく)する。

12 □□□(ふでぶしょう)な人(ひと)。

月　日

得点　／12

83日の答え▶ 1.さ 2.けど 3.さかみち 4.そうてい 5.ふくぞう 6.ふっとう 7.羊 8.味覚 9.拒絶 10.喜色 11.地球 12.外回

86日

季節に関する言葉（夏）

――線部は読み方をひらがなで、□は漢字を書きましょう。

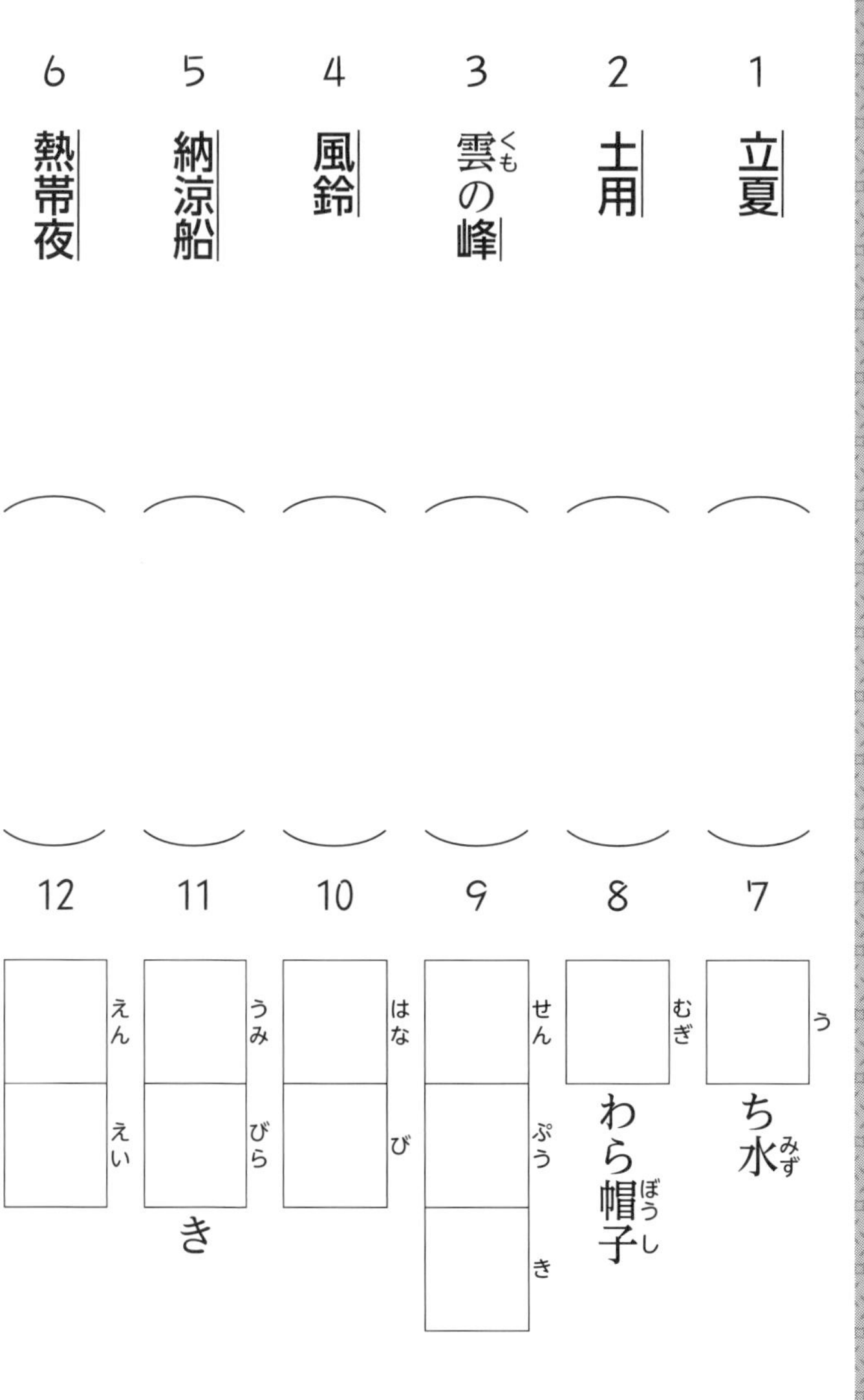

1 立夏（　）

2 土用（　）

3 雲（くも）の峰（　）

4 風鈴（　）

5 納涼船（　）

6 熱帯夜（　）

7 □（う）ち水（みず）

8 □（むぎ）わら帽子（ぼうし）

9 □□□（せんぷうき）

10 □□（はなび）

11 □□（うみびら）き

12 □□（えんえい）

月　日

得点　／12

84日の答え ▶ 1.歌、熱、稲 2.町、組、客 3.特、薬、流、駅 4.綿、玉、板、谷 5.秒、海、店、席、君 6.鼻、中、仮、陸、草

87日

覚えておきたい基本の漢字

――線部は読み方をひらがなで、□は漢字を書きましょう。

月　日

得点　／12

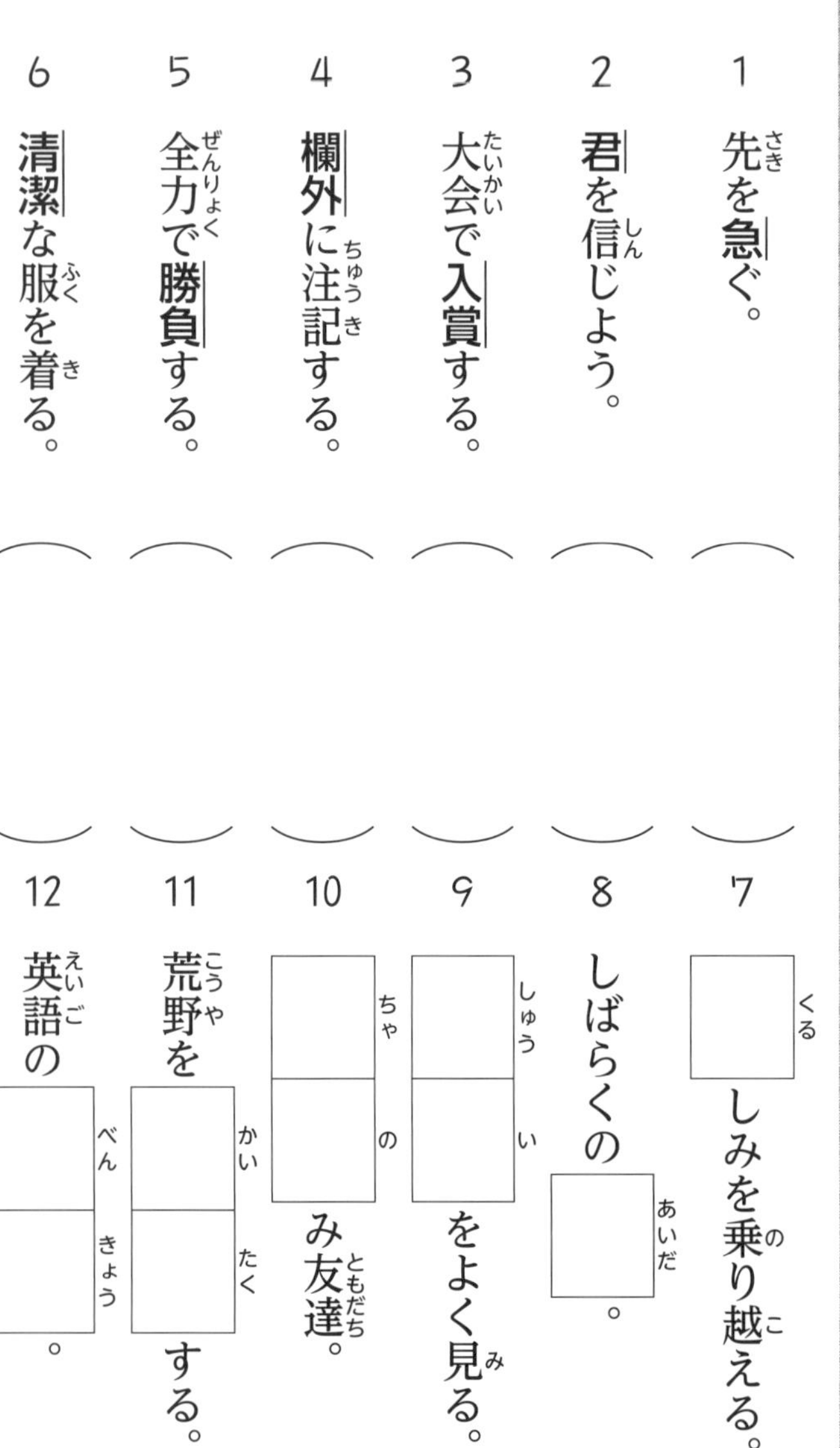

1　先(さき)を**急**ぐ。（　　）

2　**君**を信(しん)じよう。（　　）

3　大会(たいかい)で**入賞**する。（　　）

4　**欄外**に注記(ちゅうき)する。（　　）

5　全力(ぜんりょく)で**勝負**する。（　　）

6　**清潔**な服(ふく)を着(き)る。（　　）

7　□(くる)しみを乗(の)り越(こ)える。

8　しばらくの□(あいだ)。

9　□□(しゅうい)をよく見(み)る。

10　□□(ちゃの)み友達(ともだち)。

11　荒野(こうや)を□□(かいたく)する。

12　英語(えいご)の□□(べんきょう)。

85日の答え▶ 1．あば 2．はっき 3．どんてん 4．ぶんしょう 5．ようどう 6．こんま 7．受 8．悪名 9．保留 10．近所 11．克服 12．筆不精（筆無精）

88日 書き間違えやすい漢字・言葉

□に漢字を書きましょう。

月　日

得点　／10

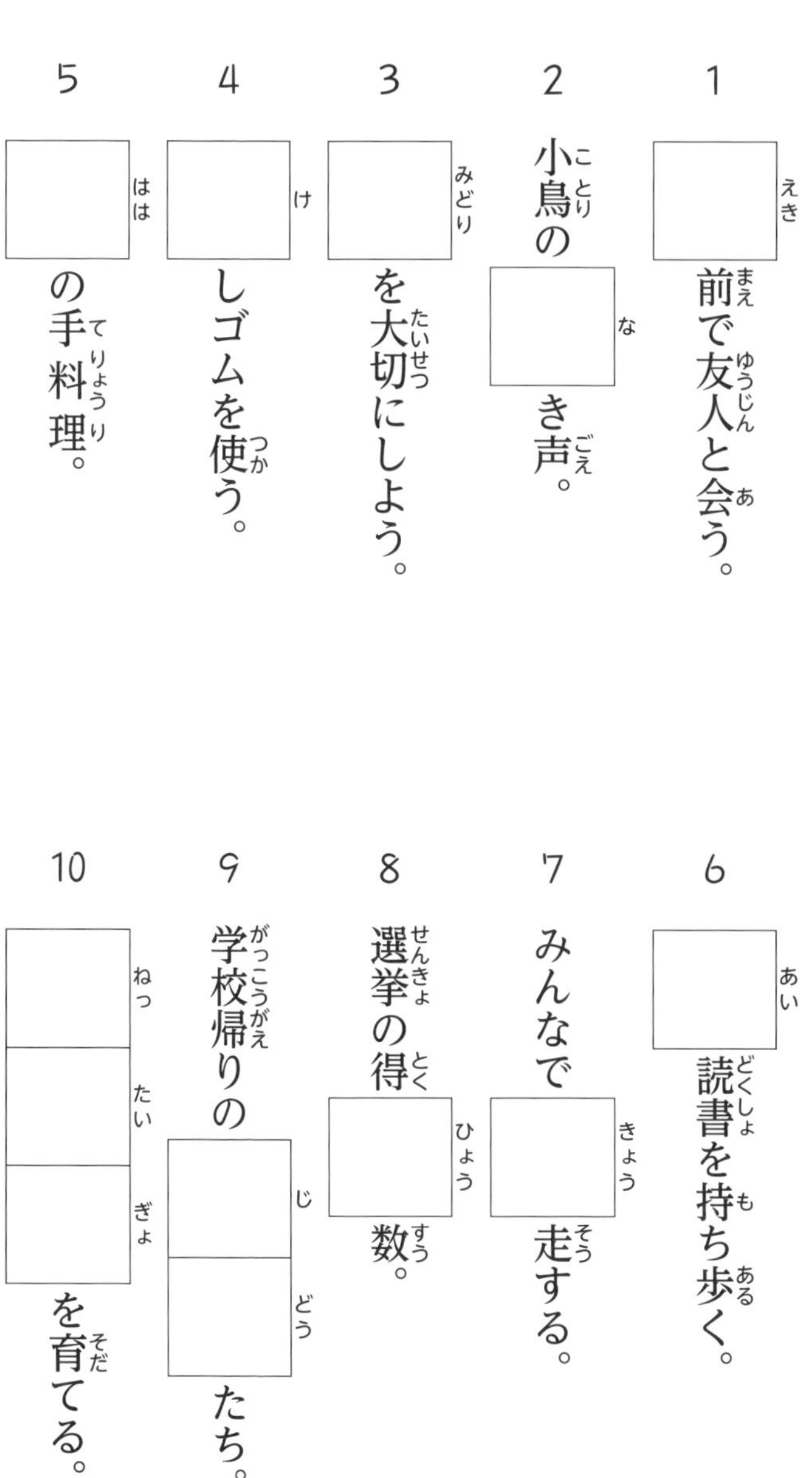

1 □(えき)前(まえ)で友人(ゆうじん)と会(あ)う。

2 小鳥(ことり)の□(な)き声(ごえ)。

3 □(みどり)を大切(たいせつ)にしよう。

4 □(け)しゴムを使(つか)う。

5 □(はは)の手料理(てりょうり)。

6 □(あい)読書(どくしょ)を持(も)ち歩(ある)く。

7 みんなで□(きょう)走(そう)する。

8 選挙(せんきょ)の得(とく)□(ひょう)数(すう)。

9 学校帰(がっこうがえ)りの□(じ)□(どう)たち。

10 □(ねっ)□(たい)□(ぎょ)を育(そだ)てる。

86日の答え ▶ 1.りっか 2.どよう 3.みね 4.ふうりん 5.のうりょうせん 6.ねったいや 7.打 8.麦 9.扇風機 10.花火 11.海開 12.遠泳

89日

四字熟語

――線部は読み方をひらがなで、□は漢字を書きましょう。

1 泰然自若（じじゃく）（　　　　）

2 粉骨砕身（さいしん）（　　　　）

3 油断大敵（たいてき）（　　　　）

4 軽挙妄動（もうどう）（　　　　）

5 馬耳東風（とうふう）（　　　　）

6 快刀乱麻（かいとう）（　　　　）

7 □□（がでん）引水（いんすい）

8 □（う）往（おう）□（さ）往（おう）

9 □□（いっしょ）懸命（けんめい）

10 千差（せんさ）□□（ばんべつ）

11 □□（きゅうてん）直下（ちょっか）

12 多（た）□（げい）多（た）□（さい）

月　日

得点　／12

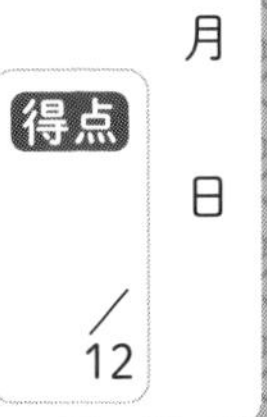

87日の答え ▶ 1.いそ 2.きみ 3.にゅうしょう 4.らんがい 5.しょうぶ 6.せいけつ 7.苦 8.間 9.周囲 10.茶飲 11.開拓 12.勉強

90日

囲碁・将棋に関する言葉

——線部は読み方をひらがなで、□は漢字を書きましょう。

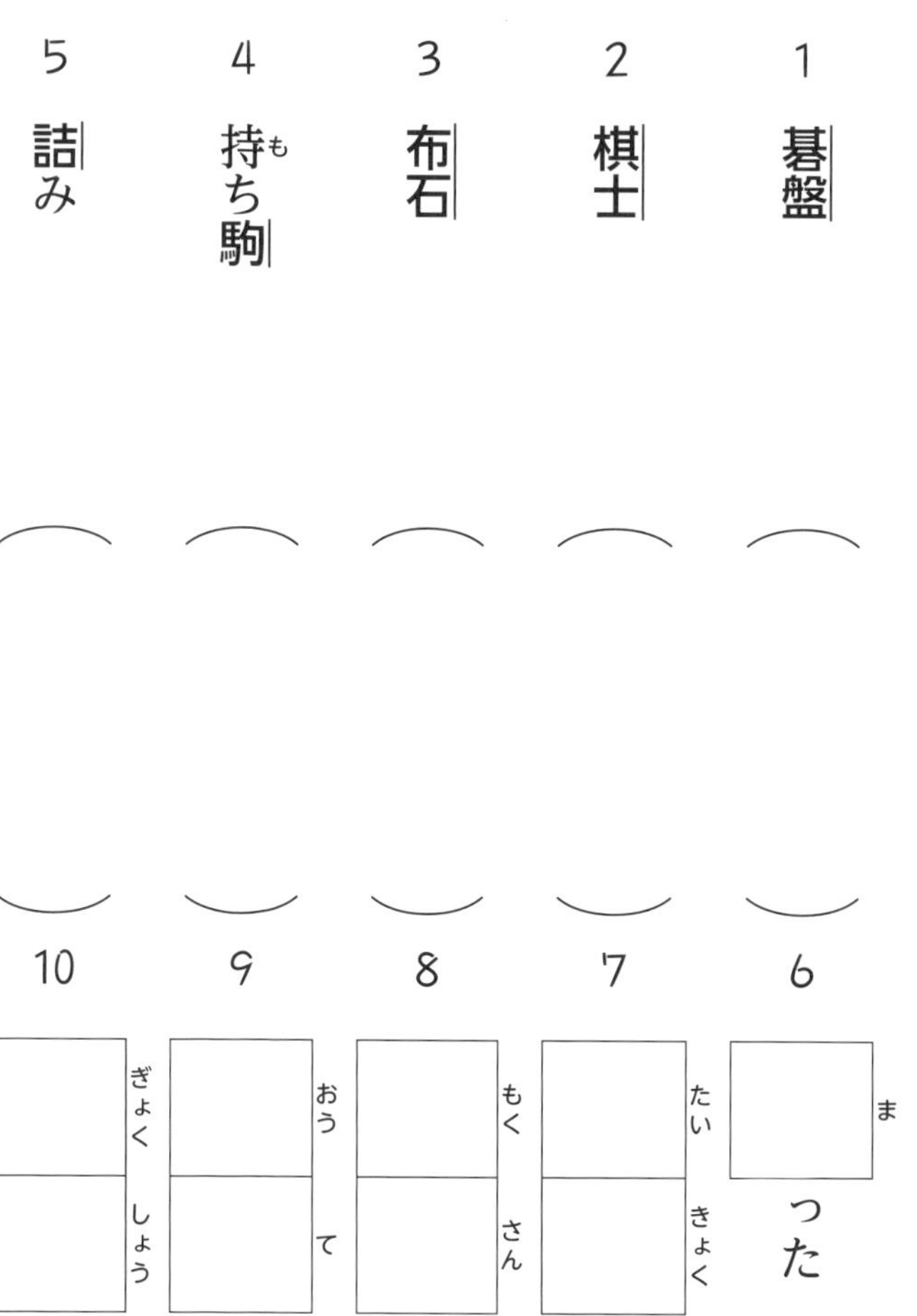

1 碁盤（　　）

2 棋士（　　）

3 布石（　　）

4 持(も)ち駒（　　）

5 詰み（　　）

6 □(ま)った

7 □□(たいきょく)

8 □□(もくさん)

9 □□(おうて)

10 □□(ぎょくしょう)

月　日

得点　／10

88日の答え ▶ 1.駅 2.鳴 3.緑 4.消 5.母 6.愛 7.競 8.票 9.児童 10.熱帯魚

91日 覚えておきたい基本の漢字

――線部は読み方をひらがなで、□は漢字を書きましょう。

1 謎を解(と)き明(あ)かす。（　　）

2 素晴(すば)らしい演奏。（　　）

3 座右の銘(めい)を決(き)める。（　　）

4 金糸卵(たまご)。（　　）

5 皮肉を言(い)う。（　　）

6 ヒノキを植林する。（　　）

7 家(いえ)から□(とお)ざかる。

8 □(な)き顔(がお)になる。

9 新(あら)たな□(ふな)□(で)を祝(いわ)う。

10 □(げき)□(じょう)でオペラを観(み)る。

11 □(じ)□(こ)主張(しゅちょう)が激(はげ)しい。

12 □(いっ)□(かつ)払(ばら)いで買(か)う。

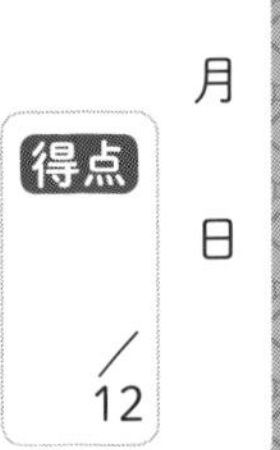

89日の答え ▶ 1.たいぜん 2.ふんこつ 3.ゆだん 4.けいきょ 5.ばじ 6.らんま 7.我田 8.右・左 9.一所 10.万別 11.急転 12.芸・才

92日

対義語

□に漢字を書き、対義語の組を完成させましょう。

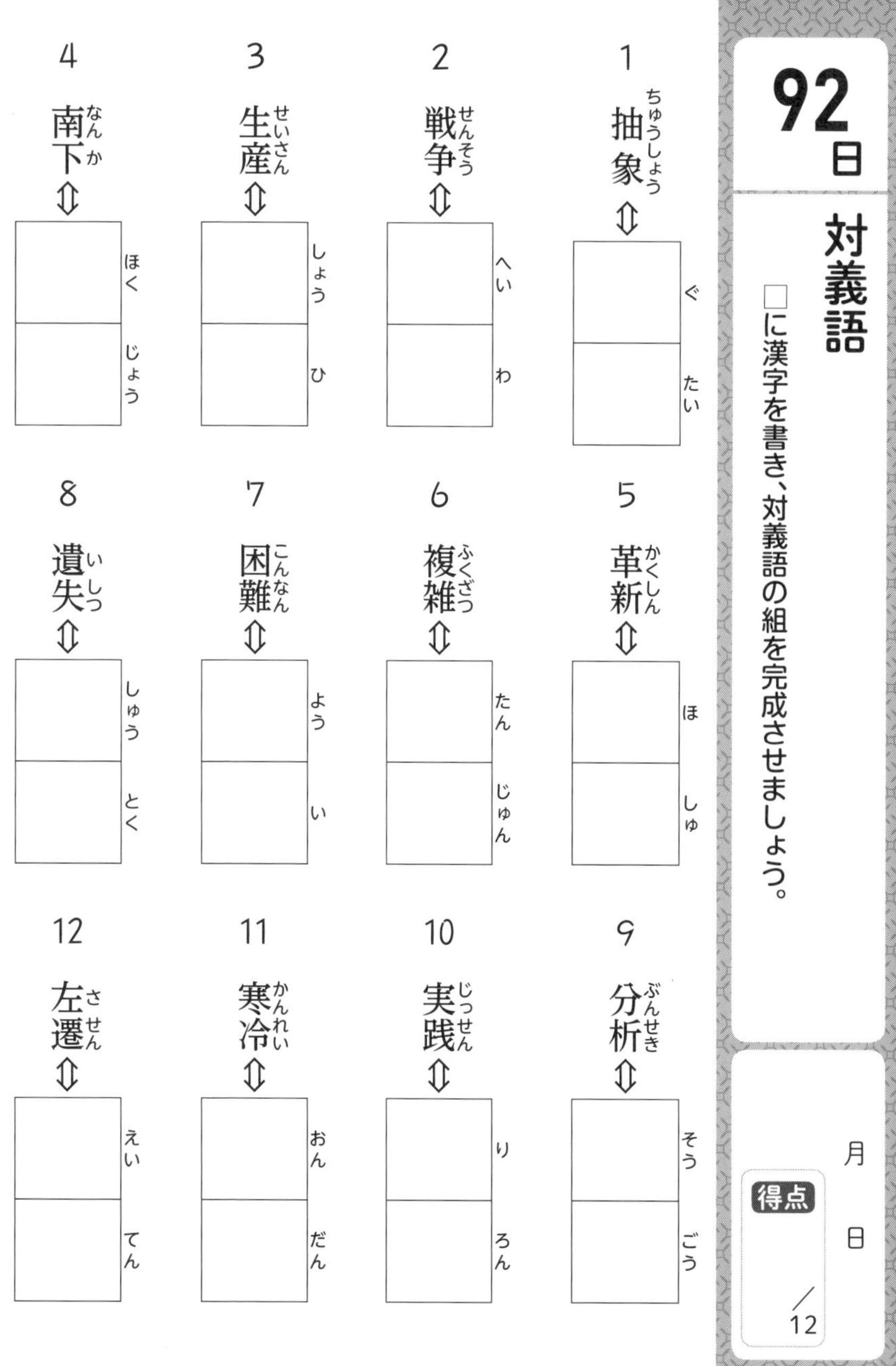

1 抽象（ちゅうしょう）⇔ □□（ぐ・たい）

2 戦争（せんそう）⇔ □□（へい・わ）

3 生産（せいさん）⇔ □□（しょう・ひ）

4 南下（なんか）⇔ □□（ほく・じょう）

5 革新（かくしん）⇔ □□（ほ・しゅ）

6 複雑（ふくざつ）⇔ □□（たん・じゅん）

7 困難（こんなん）⇔ □□（よう・い）

8 遺失（いしつ）⇔ □□（しゅう・とく）

9 分析（ぶんせき）⇔ □□（そう・ごう）

10 実践（じっせん）⇔ □□（り・ろん）

11 寒冷（かんれい）⇔ □□（おん・だん）

12 左遷（させん）⇔ □□（えい・てん）

得点　月　日　／12

90日の答え▶ 1. ごばん 2. きし 3. ふせき 4. ごま 5. つ 6. 待 7. 対局（大局）8. 目算 9. 王手 10. 玉将

93日

覚えておきたい基本の漢字

――線部は読み方をひらがなで、□は漢字を書きましょう。

月　日

得点　／12

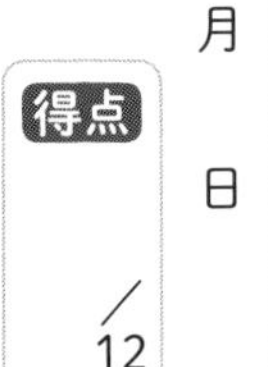

1　荷物（にもつ）を運ぶ。（　　）

2　正装（せいそう）が様になる。（　　）

3　靴（くつ）が窮屈になる。（　　）

4　板戸をはめる。（　　）

5　火薬を取（と）り扱（あつか）う。（　　）

6　小休止をとる。（　　）

7　歌（うた）に想（おも）いを□（たく）す。

8　船（ふね）のスピードが□（はや）まる。

9　□□（えい・じ）新聞（しんぶん）を読（よ）む。

10　内科（ないか）□□（い・いん）の先生（せんせい）。

11　後輩（こうはい）に□□（じょ・げん）する。

12　保護者（ほごしゃ）が□□（どう・はん）する。

91日の答え ▶ 1.なぞ 2.えんそう 3.ざゆう 4.きんし 5.ひにく 6.しょくりん 7.遠 8.泣 9.船出 10.劇場 11.自己 12.一括

94日

歴史上の人物・出来事（室町・安土桃山）

――線部は読み方をひらがなで、□は漢字を書きましょう。

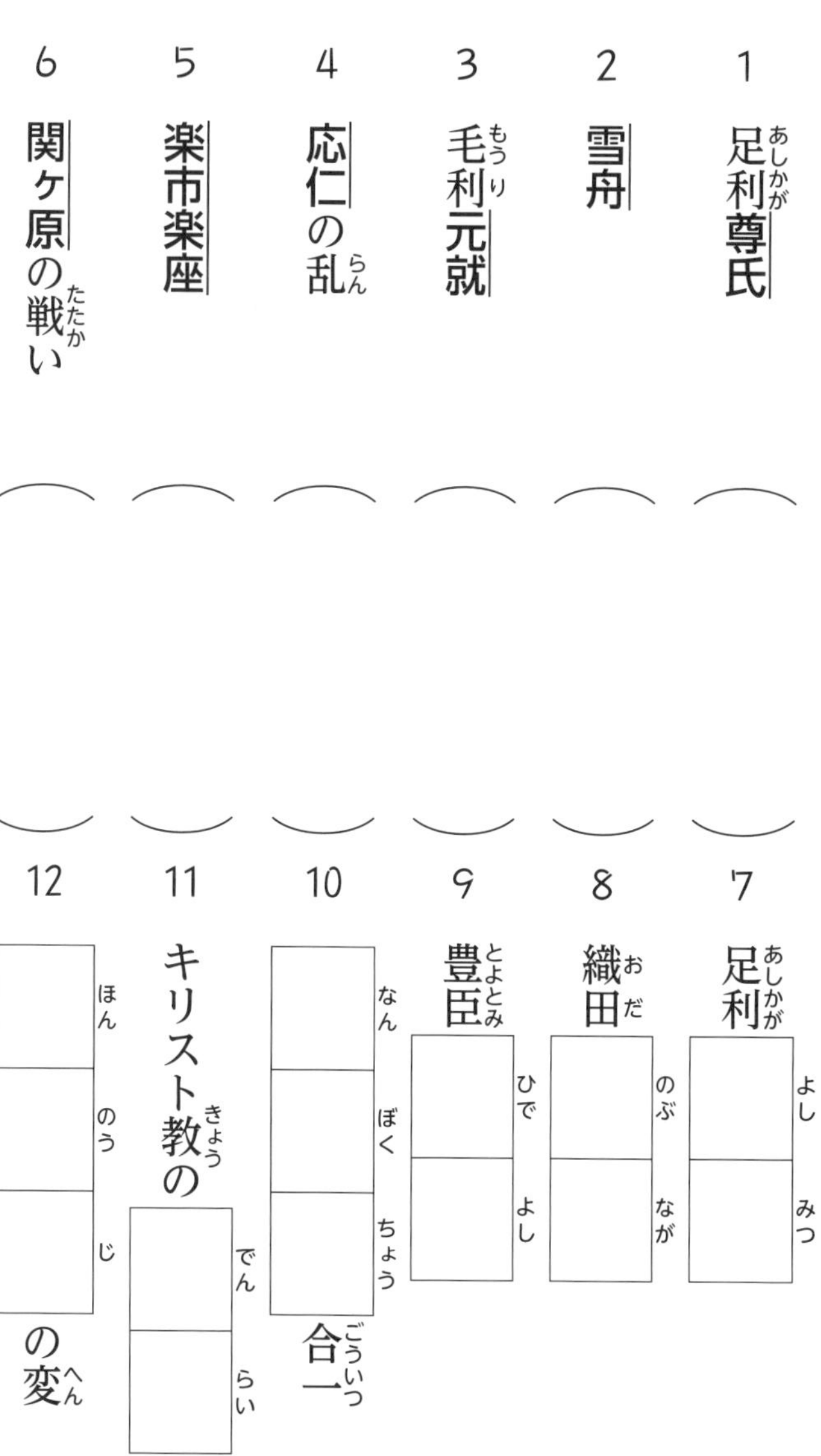

1 足利尊氏（あしかが）
2 雪舟
3 毛利元就（もうり）
4 応仁の乱（らん）
5 楽市楽座
6 関ヶ原の戦い（たたか）

7 足利（あしかが）□□（よしみつ）
8 織田（おだ）□□（のぶなが）
9 豊臣（とよとみ）□□（ひでよし）
10 □□□（なんぼくちょう）合一（ごういつ）
11 キリスト教（きょう）の□□（でんらい）
12 □□□（ほんのうじ）の変（へん）

月　日

得点　／12

92日の答え ▶ 1.具体 2.平和 3.消費 4.北上 5.保守 6.単純 7.容易 8.拾得 9.総合 10.理論 11.温暖 12.栄転

95日

覚えておきたい基本の漢字

――線部は読み方をひらがなで、□は漢字を書きましょう。

1 順番(じゅんばん)を決める。（　　）

2 質屋で骨董品(こっとうひん)を買(か)う。（　　）

3 パソコンを起動する。（　　）

4 鮭(さけ)の放流。（　　）

5 灯油を使(つか)うストーブ。（　　）

6 過剰包装(ほうそう)を避(さ)ける。（　　）

7 暑(あつ)さで花(はな)が□(よわ)る。

8 信頼(しんらい)が□(ふか)まる。

9 地道(じみち)に□□(れんしゅう)する。

10 利益(りえき)を□□(ぶんぱい)する。

11 □□(かんし)を暗唱(あんしょう)する。

12 ここは通話(つうわ)の□□(けんがい)だ。

月　日

得点　／12

93日の答え▶ 1．はこ 2．さま 3．きゅうくつ 4．いたど 5．かやく 6．しょうきゅうし 7．託 8．速 9．英字 10．医院 11．助言 12．同伴

96日

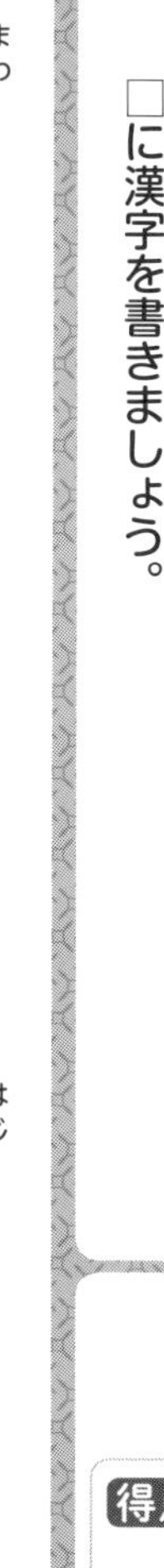

同訓異字

□に漢字を書きましょう。

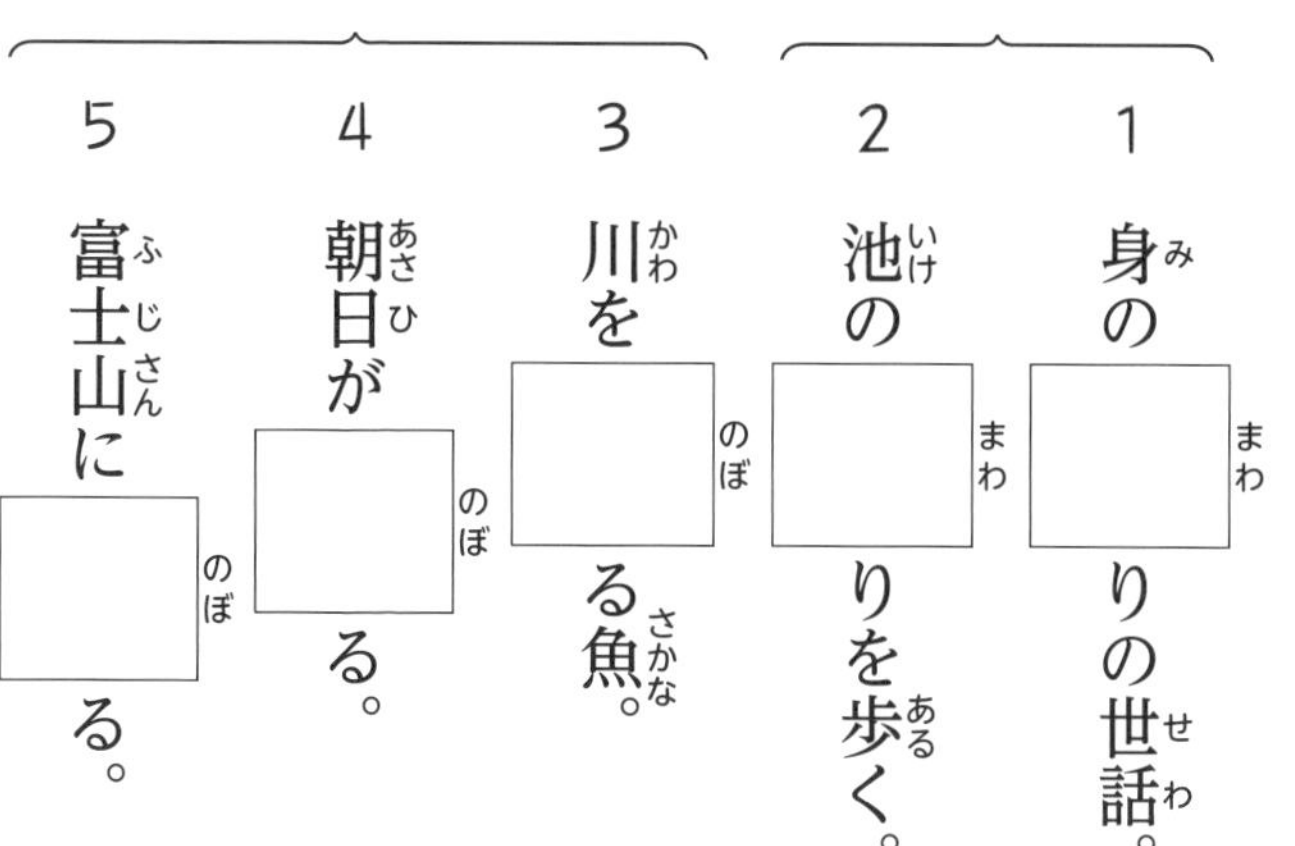

1 身（み）の□（まわ）りの世話（せわ）。

2 池（いけ）の□（まわ）りを歩（ある）く。

3 川（かわ）を□（のぼ）る魚（さかな）。

4 朝日（あさひ）が□（のぼ）る。

5 富士山（ふじさん）に□（のぼ）る。

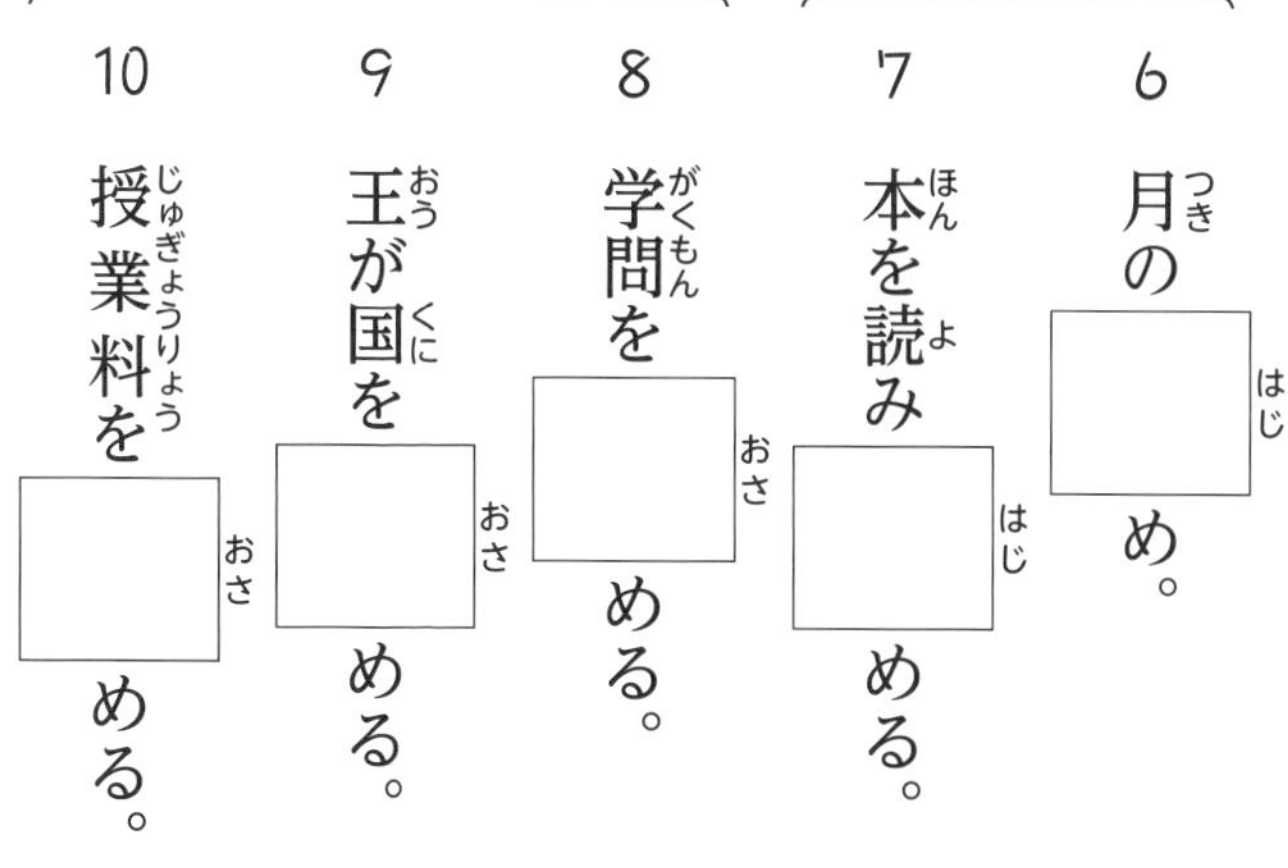

6 月（つき）の□（はじ）め。

7 本（ほん）を読（よ）み□（はじ）める。

8 学問（がくもん）を□（おさ）める。

9 王（おう）が国（くに）を□（おさ）める。

10 授業料（じゅぎょうりょう）を□（おさ）める。

月　日

得点　／10

94日の答え ▶ 1. たかうじ 2. せっしゅう 3. もとなり 4. おうにん 5. らくいちらくざ 6. せきがはら 7. 義満 8. 信長 9. 秀吉 10. 南北朝 11. 伝来 12. 本能寺

97日 覚えておきたい基本の漢字

——線部は読み方をひらがなで、□は漢字を書きましょう。

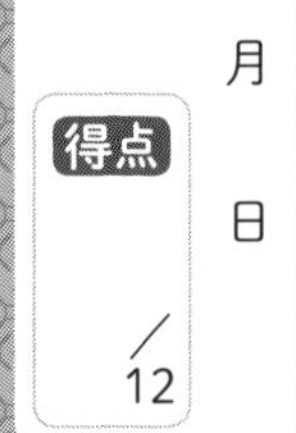

1 野草(やそう)が**茂**る。（　　）

2 写真(しゃしん)の**構図**を考(かんが)える。（　　）

3 **葉陰**で休(やす)む蝶(ちょう)。（　　）

4 地球(ちきゅう)の**緑化**運動(うんどう)。（　　）

5 あの人(ひと)は**石頭**だ。（　　）

6 **横着**は良(よ)くない。（　　）

7 マラソン大会(たいかい)を□(おこな)う。

8 □□(しゅう まつ)から出(で)かける。

9 □□(つち あそ)びをする子(こ)ども。

10 □□(た ぼう)な日々(ひび)。

11 □□(しゅく めい)のライバル。

12 地方(ちほう)から□□(じょう きょう)する。

95日の答え ▶ 1. き 2. しちや 3. きどう 4. ほうりゅう 5. とうゆ 6. かじょう 7. 弱 8. 深 9. 練習 10. 分配 11. 漢詩 12. 圏外

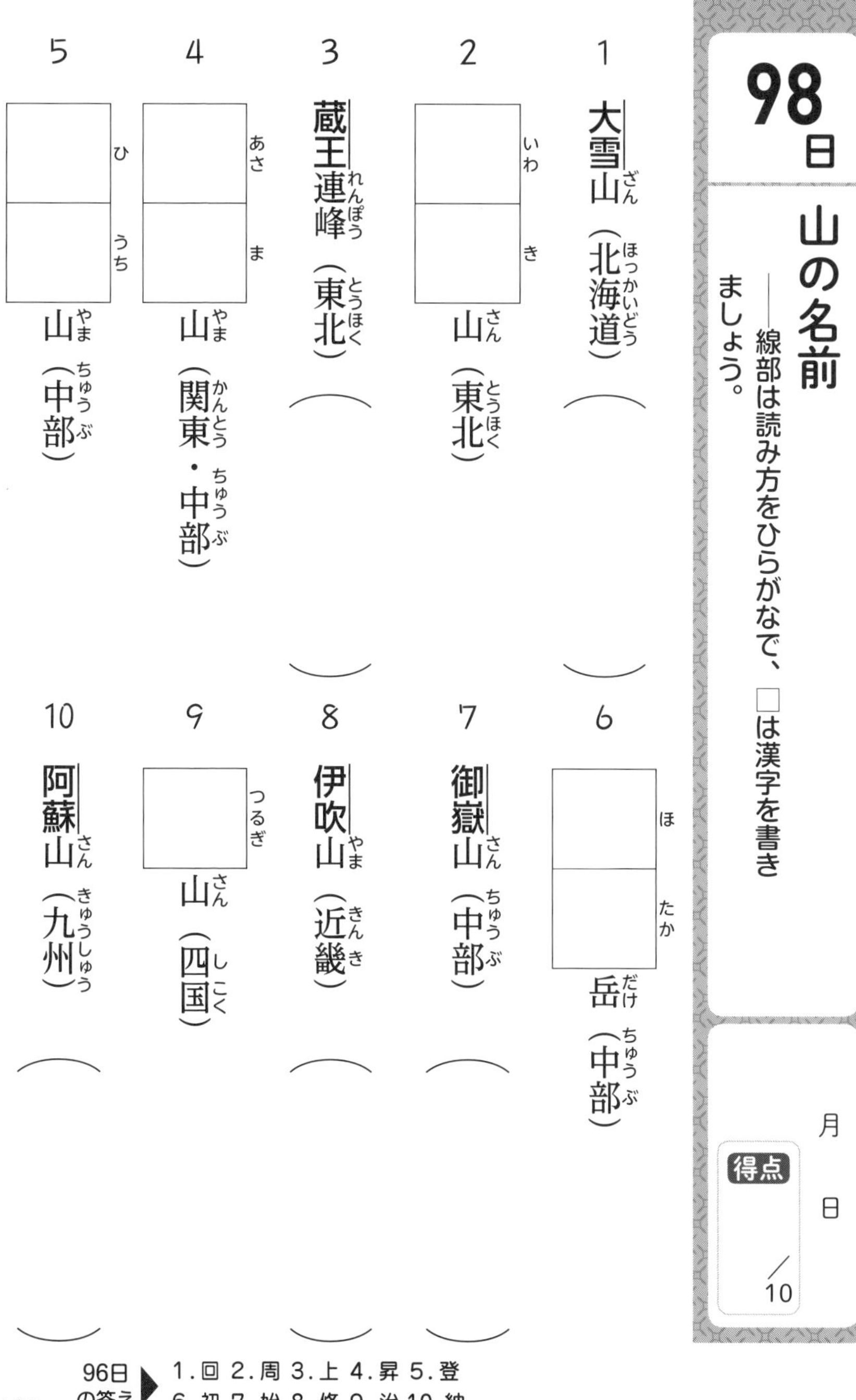

98日 山の名前

――線部は読み方をひらがなで、□は漢字を書きましょう。

1 大雪山（北海道）（　　）

2 □□（いわき）山（東北）

3 蔵王連峰（東北）（　　）

4 □□（あさま）山（関東・中部）

5 □□（ひうち）山（中部）

6 □□（ほたか）岳（中部）

7 御嶽山（中部）（　　）

8 伊吹山（近畿）（　　）

9 □（つるぎ）山（四国）

10 阿蘇山（九州）（　　）

月　日

得点　／10

96日の答え　1. 回　2. 周　3. 上　4. 昇　5. 登　6. 初　7. 始　8. 修　9. 治　10. 納

99日

覚えておきたい基本の漢字

――線部は読み方をひらがなで、□は漢字を書きましょう。

1 失われた森（もり）。（　　）

2 難なくクリアする。（　　）

3 俊足を誇（ほこ）る。（　　）

4 高低差（さ）のある土地（とち）。（　　）

5 老練な狩人（かりうど）。（　　）

6 メンバーを募集する。（　　）

7 □（かな）しみに耐（た）える。

8 □（あ）り金（がね）をはたいて買（か）う。

9 □□（こうきょう）交通機関（こうつうきかん）を使（つか）う。

10 若葉（わかば）の□□（きせつ）。

11 □□（かわぎし）で釣（つ）りをする。

12 ミスをして□□（らくたん）する。

月　日

得点　／12

97日の答え ▶ 1. しげ 2. こうず 3. はかげ 4. りょっか（りょくか）5. いしあたま 6. おうちゃく 7. 行 8. 週末 9. 土遊 10. 多忙 11. 宿命 12. 上京

100日

読み間違えやすい漢字・言葉

――線部の読み方をひらがなで書きましょう。

月　日

得点　／10

1 寺(てら)を建立する。（　　）

2 任務(にんむ)を遂行する。（　　）

3 法律(ほうりつ)を遵守する。（　　）

4 仏(ほとけ)のご利益がある。（　　）

5 解熱剤(ざい)を飲(の)む。（　　）

6 月極めの駐車場(ちゅうしゃじょう)。（　　）

7 既出の案件(あんけん)だ。（　　）

8 因縁のある相手(あいて)だ。（　　）

9 財政(ざいせい)が破綻する。（　　）

10 会釈を交(か)わす。（　　）

98日の答え ▶ 1.たいせつ（だいせつ） 2.岩木 3.ざおう 4.浅間 5.火打 6.穂高 7.おんたけ 8.いぶき 9.剣 10.あそ

101日

夏の花の名前

――線部は読み方をひらがなで、□は漢字を書きましょう。

1 芙蓉（　　　）

2 百合（　　　）

3 鳳仙花（　　　）

4 向日葵（　　　）

5 紫陽花（　　　）

6 □（はす）

7 □□（あさがお）

8 □□（なんてん）

9 □□（つゆくさ）

10 □□□□（げっかびじん）

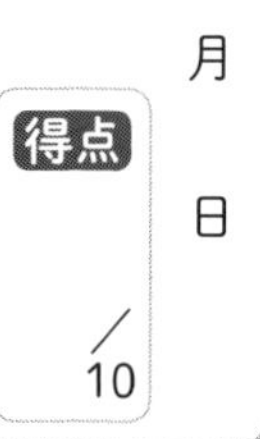

99日の答え▶ 1.うしな 2.なん 3.しゅんそく 4.こうてい 5.ろうれん
6.ぼしゅう 7.悲（哀）8.有 9.公共 10.季節 11.川岸（河岸）12.落胆

102日

覚えておきたい基本の漢字

――線部は読み方をひらがなで、□は漢字を書きましょう。

1 泣(な)く子(こ)を慰める。（　　）

2 物事(ものごと)の善(よ)し悪し。（　　）

3 円周を測(はか)る。（　　）

4 岩塩が採(と)れる場所(ばしょ)。（　　）

5 大役(たいやく)を拝命する。（　　）

6 弁当(べんとう)を持参する。（　　）

7 事件(じけん)が□(お)こる。

8 □□(けいかい)なリズム。

9 □□(かくじ)で保管(ほかん)する。

10 双子(ふたご)の□□(しまい)。

11 出張先(しゅっちょうさき)から□□(きしゃ)する。

12 □□□(すいぞくかん)へ行(い)く。

月　日

得点　／12

100日の答え▶ 1.こんりゅう 2.すいこう 3.じゅんしゅ 4.りやく 5.げねつ 6.つきぎ 7.きしゅつ 8.いんねん 9.はたん 10.えしゃく

103日

四字熟語

――線部は読み方をひらがなで、□は漢字を書きましょう。

1　独立（どくりつ）独歩（　　）

2　意気（いき）揚揚（　　）

3　奇想（　　）天外（てんがい）

4　清廉（　　）潔白（けっぱく）

5　栄枯（　　）盛衰（せいすい）

6　冠婚（　　）葬祭（そうさい）

7　□（き）怒（ど）哀（あい）□（らく）

8　一部（いちぶ）□（し）□（じゅう）

9　門外（もんがい）□（ふ）□（しゅつ）

10　□（くう）前（ぜん）□（ぜつ）後（ご）

11　公平（こうへい）□（む）□（し）

12　一刀（いっとう）□（りょう）□（だん）

月　日

得点　／12

101日の答え▶ 1. ふよう　2. ゆり　3. ほうせんか　4. ひまわり　5. あじさい　6. 蓮　7. 朝顔　8. 南天　9. 露草　10. 月下美人

104日

覚えておきたい基本の漢字

——線部は読み方をひらがなで、□は漢字を書きましょう。

月　日

得点　／12

1. 自由（じゆう）を**求**める。
2. 総力（そうりょく）を**挙**げる。
3. **上司**の指示（しじ）に従（したが）う。
4. 創業者（そうぎょうしゃ）の**銅像**。
5. **埋没**した財宝（ざいほう）。
6. 収入（しゅうにゅう）を**合算**する。
7. 道行（みちゆ）く人（ひと）が□（おお）い。
8. 文献（ぶんけん）を□□（ふくしゃ）する。
9. 日々（ひび）の□□（ろうどう）。
10. 本（ほん）を□□（もくどく）する。
11. 連絡（れんらく）を□□（こころま）ちにする。
12. □□（しょちゅう）見舞（みま）いを送（おく）る。

102日の答え▶ 1.なぐさ 2.あ 3.えんしゅう 4.がんえん 5.はいめい 6.じさん 7.起 8.軽快 9.各自 10.姉妹 11.帰社 12.水族館

105日 日本の祭り

——線部の読み方をひらがなで書きましょう。

1 竿燈まつり（秋田〔あきた〕）（　　）

2 花笠まつり（山形〔やまがた〕）（　　）

3 おわら風〔かぜ〕の盆（富山〔とやま〕）（　　）

4 神田祭〔まつり〕（東京〔とうきょう〕）（　　）

5 御柱祭〔さい〕（長野〔ながの〕）（　　）

6 郡上おどり（岐阜〔ぎふ〕）（　　）

7 那智〔なち〕の扇祭〔まつ〕り（和歌山〔わかやま〕）（　　）

8 祇園祭〔まつり〕（京都〔きょうと〕）（　　）

9 阿波おどり（徳島〔とくしま〕）（　　）

10 唐津くんち（佐賀〔さが〕）（　　）

月　日

得点　／10

103日の答え ▶ 1. どっぽ 2. ようよう 3. きそう 4. せいれん 5. えいこ 6. かんこん 7. 喜・楽 8. 始終 9. 不出 10. 空・絶 11. 無私 12. 両断

106日

覚えておきたい基本の漢字

――線部は読み方をひらがなで、□は漢字を書きましょう。

1 全て予定(よてい)通(どお)りだ。（　　）

2 古(ふる)い版画を集(あつ)める。（　　）

3 妻子を大切(たいせつ)にする。（　　）

4 会社(かいしゃ)の重役。（　　）

5 データを抽出する。（　　）

6 金平糖をかじる。（　　）

7 □(す)きな作家(さっか)。

8 元(もと)の設定(せってい)に□(もど)す。

9 □□(らんぼう)はやめなさい。

10 サッカーの□□(しあい)。

11 □□(ぐんて)をはめる。

12 □□(ふり)な条件(じょうけん)。

得点　／12

月　日

104日の答え▶ 1. もと 2. あ 3. じょうし 4. どうぞう 5. まいぼつ 6. がっさん 7. 多 8. 複写 9. 労働 10. 黙読 11. 心待 12. 暑中

107日

難読語

――線部の読み方をひらがなで書きましょう。

1 信頼関係を培う。

2 予想を覆す展開。

3 拍手喝采を受ける。

4 声色を使う。

5 興味津々で見守る。

6 裏で画策する。

7 噂が流布する。

8 狩猟生活を営む。

9 眉目秀麗な人。

10 凡例を確かめる。

月　日

得点　／10

105日の答え ▶ 1. かんとう 2. はながさ 3. ぼん 4. かんだ 5. おんばしら 6. ぐじょう 7. おうぎ 8. ぎおん 9. あわ 10. からつ

108日 覚えておきたい基本の漢字

——線部は読み方をひらがなで、□は漢字を書きましょう。

1 古城（こじょう）に住まう。（　　）

2 優しい笑顔（えがお）。（　　）

3 慎重に対処（たいしょ）する。（　　）

4 激（はげ）しい価格（かかく）競争。（　　）

5 梅酒を作（つく）る。（　　）

6 和装（わそう）の魅力。（　　）

7 感謝（かんしゃ）の□（しるし）。

8 生徒（せいと）に人気（にんき）の□□（きょうし）。

9 ニンジンは□□（こんさい）だ。

10 貨幣（かへい）□□（けいざい）の仕組（しく）み。

11 彼（かれ）とは□□（しんゆう）だ。

12 □□（おんしつ）で花（はな）を育（そだ）てる。

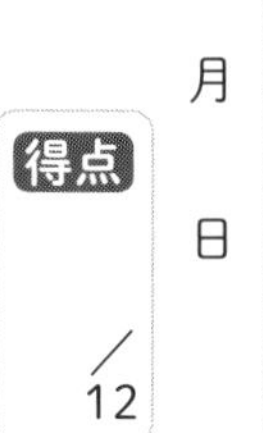

106日の答え ▶ 1.すべ 2.はんが 3.さいし 4.じゅうやく 5.ちゅうしゅつ 6.こんぺいとう 7.好 8.戻 9.乱暴 10.試合 11.軍手 12.不利

109日

スポーツに関する言葉

――線部は読み方をひらがなで、□は漢字を書きましょう。

1 床運動（うんどう）
（　　　）

2 綱引き
（　　　）

3 棒高跳（と）び
（　　　）

4 短距離走（そう）
（　　　）

5 障害物走（そう）
（　　　）

6 ハンマー□（な）げ

7 □（や）□（きゅう）

8 □（きょう）□（ほ）

9 □（へい）□（きん）台（だい）

10 □（いち）□（りん）車（しゃ）

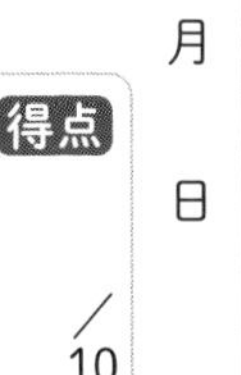

107日の答え▶ 1. つちか 2. くつがえ 3. かっさい 4. こわいろ 5. しんしん 6. かくさく 7. るふ 8. しゅりょう 9. びもく 10. はんれい

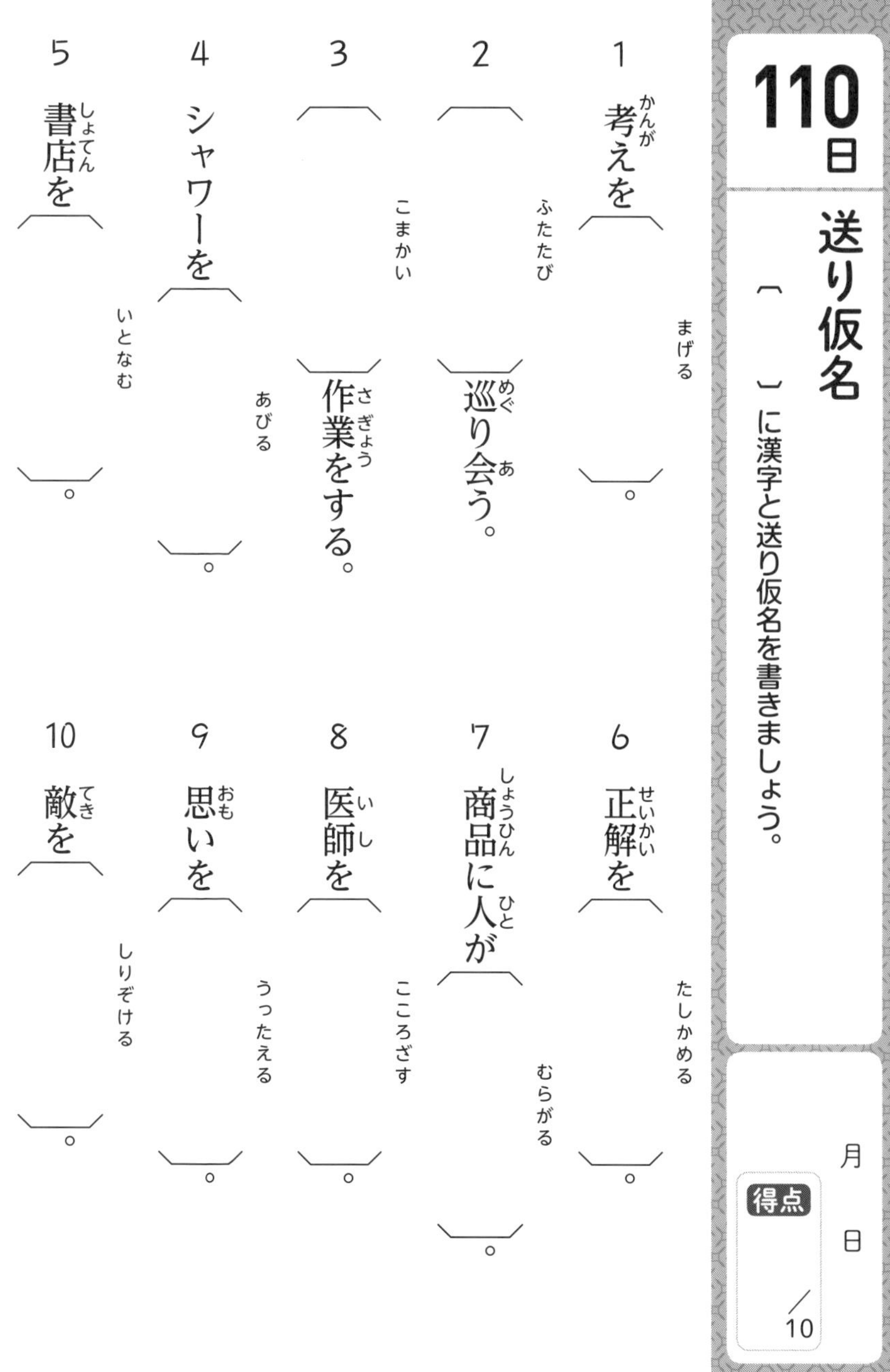

110日

送り仮名

〔　〕に漢字と送り仮名を書きましょう。

1 考(かんが)えを〔まげる〕。

2 〔ふたたび〕巡(めぐ)り会(あ)う。

3 〔こまかい〕作業(さぎょう)をする。

4 シャワーを〔あびる〕。

5 書店(しょてん)を〔いとなむ〕。

6 正解(せいかい)を〔たしかめる〕。

7 商品(しょうひん)に人(ひと)が〔むらがる〕。

8 医師(いし)を〔こころざす〕。

9 思(おも)いを〔うったえる〕。

10 敵(てき)を〔しりぞける〕。

月　日

得点　／10

108日の答え▶ 1.す 2.やさ 3.しんちょう 4.きょうそう 5.うめしゅ 6.みりょく 7.印 8.教師 9.根菜 10.経済 11.親友 12.温室

111日

覚えておきたい基本の漢字

――線部は読み方をひらがなで、□は漢字を書きましょう。

1 決(き)め手(て)に欠(か)ける。（　　）

2 騒(さわ)ぎの渦中(かちゅう)にある。（　　）

3 赤貝(あかがい)を食(た)べる。（　　）

4 年功序列(ねんこうじょれつ)の会社(かいしゃ)。（　　）

5 給料(きゅうりょう)をもらう。（　　）

6 貪欲(どんよく)に学(まな)ぶ。（　　）

7 □(かた)の荷(に)が下(お)りる。

8 仲間(なかま)を□□(しんらい)する。

9 それ□□(いぜん)の問題(もんだい)だ。

10 キャベツの□□(せんぎ)り。

11 最近(さいきん)□□(ちょうし)がいい。

12 客人(きゃくじん)を□□(あんない)する。

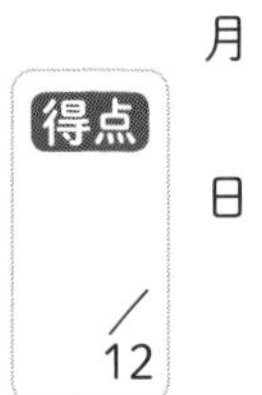

月　日

得点　／12

109日の答え▶ 1.ゆか 2.つなひ 3.ぼうたか 4.たんきょり 5.しょうがいぶつ 6.投 7.野球 8.競歩 9.平均 10.一輪

112日

共通する部首

1～6の各グループの□には共通の部首が入ります。あてはまる部首を□に書きましょう。

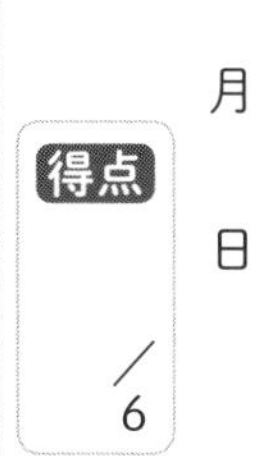

月　日

得点　／6

1

□⺍　ネ□　亲□　夫□　［　］

2

□冖　□圣　□侖　□俞　［　］

3

□氏　□圣　□田　□冬　［　］

4

□入　□白　□反　□刀　［　］

5

□方　□奐　□完　□余　［　］

6

□十　□月　□青　□氺　［　］

110日の答え ▶ 1.曲げる 2.再び 3.細かい 4.浴びる 5.営む 6.確かめる 7.群がる 8.志す 9.訴える 10.退ける

113日

覚えておきたい基本の漢字

——線部は読み方をひらがなで、□は漢字を書きましょう。

1 けがが**治**る。（　　）

2 **雑菌**を除去（じょきょ）する。（　　）

3 国語（こくご）**辞典**を買（か）う。（　　）

4 会（あ）えなくて**残念**だ。（　　）

5 **健康**が一番（いちばん）。（　　）

6 意見（いけん）が**衝突**する。（　　）

7 □（ゆみ）を射（い）る。

8 木の葉（このは）が□（ち）る。

9 船（ふね）が港（みなと）に□□（ていはく）する。

10 □□（こうこく）の品（しな）を求（もと）める。

11 □□（みぎがわ）通行（つうこう）。

12 電車（でんしゃ）の□□□（しゅうちゃくえき）。

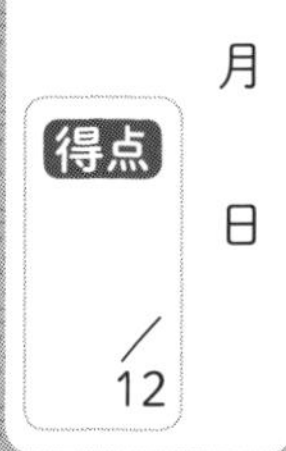

111日の答え▶ 1. か 2. かちゅう 3. あかがい 4. じょれつ 5. きゅうりょう 6. どんよく 7. 肩 8. 信頼 9. 以前 10. 千切（繊切）11. 調子 12. 案内

114日

季節に関する言葉（夏）

——線部は読み方をひらがなで、□は漢字を書きましょう。

1 夏至（　　）

2 宵祭り（　　）

3 蚊遣(や)り（　　）

4 夕(ゆう)涼み（　　）

5 盆踊り（　　）

6 西瓜割(わ)り（　　）

7 □□え（た・う）

8 □□し（むし・ぼ）

9 □□（みじか・よ）

10 □□払(ばら)い（しょ・き）

11 □□□（にゅう・どう・ぐも）

12 □□□（かい・すい・よく）

月　日

得点　／12

112日の答え ▶ 1.見（覚・視・親・規） 2.車（軍・軽・輪・輸） 3.糸（紙・経・細・終）
4.辶（込・迫・返・辺） 5.阝（防・険・院・除） 6.日（早・明・晴・暴）

115日

覚えておきたい基本の漢字

――線部は読み方をひらがなで、□は漢字を書きましょう。

1 英単語(えいたんご)を覚える。（　　）

2 強敵(きょうてき)に敗れる。（　　）

3 偶像(ぐうぞう)崇拝の文化(ぶんか)。（　　）

4 会社(かいしゃ)の送別会(かい)。（　　）

5 願掛けで禁酒(きんしゅ)する。（　　）

6 世紀の大発明(だいはつめい)。（　　）

7 □(おっと)と話(はな)し合(あ)う。

8 前途(ぜんと)□□(たなん)の予感(よかん)。

9 狼(おおかみ)の□□(せいそく)地(ち)。

10 □□(れんらく)を待(ま)つ。

11 □□(なの)りを上(あ)げる。

12 □□□(はくしごう)を取得(しゅとく)する。

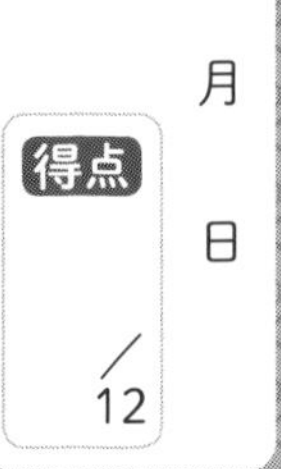

113日の答え▶ 1.なお 2.ざっきん 3.じてん 4.ざんねん 5.けんこう 6.しょうとつ 7.弓 8.散 9.停泊 10.広告 11.右側 12.終着駅

116日

同音異義語

□に漢字を書きましょう。

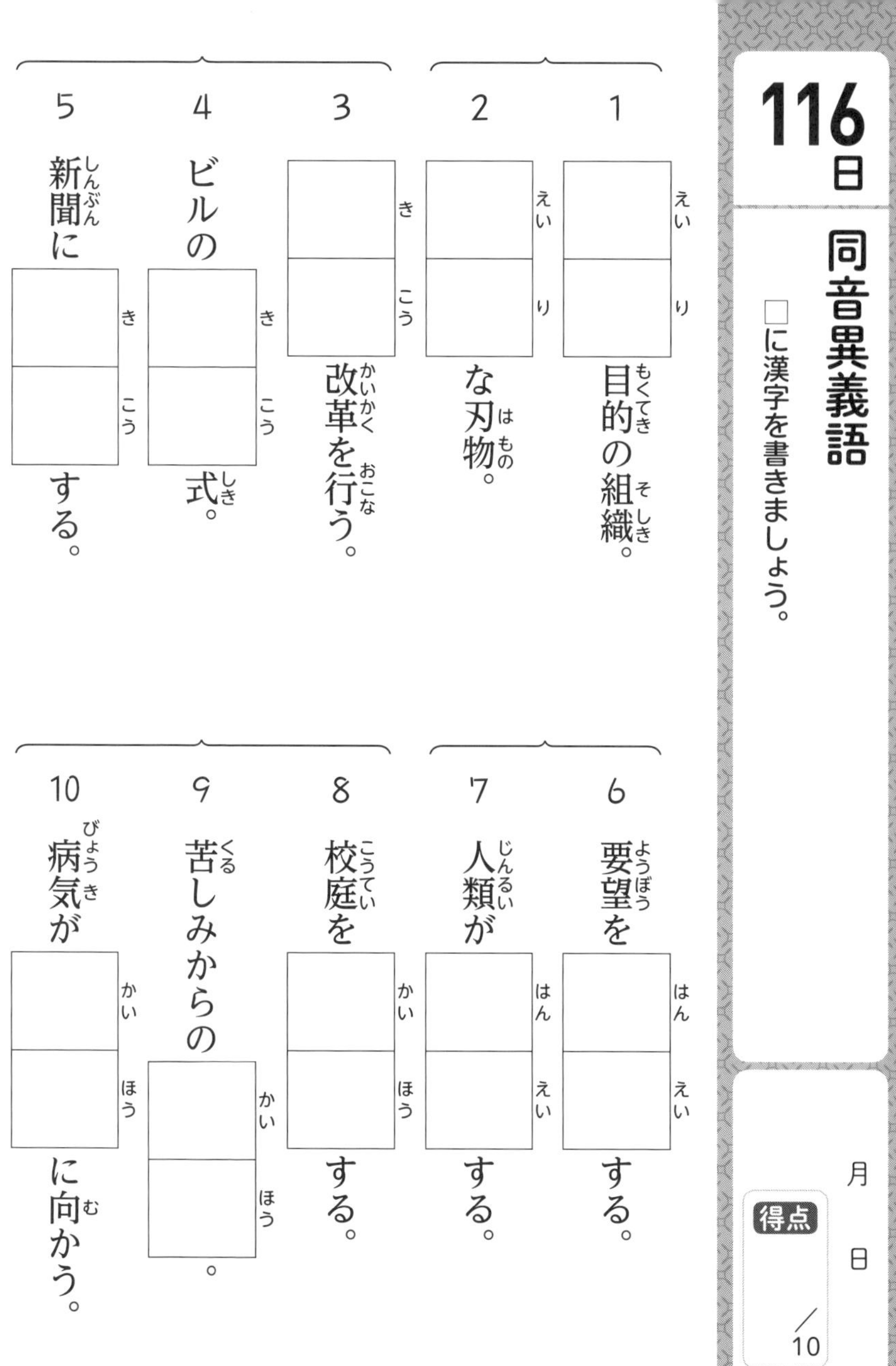

1　目的(もくてき)の組織(そしき)。（えいり）

2　な刃物(はもの)。（えいり）

3　改革(かいかく)を行(おこな)う。（きこう）

4　ビルの式(しき)。（きこう）

5　新聞(しんぶん)にする。（きこう）

6　要望(ようぼう)をする。（はんえい）

7　人類(じんるい)がする。（はんえい）

8　校庭(こうてい)をする。（かいほう）

9　苦(くる)しみからの。（かいほう）

10　病気(びょうき)がに向(む)かう。（かいほう）

月　日

得点　／10

114日の答え ▶ 1．げし 2．よいまつ 3．か 4．すず 5．ぼんおど 6．すいか 7．田植 8．虫干 9．短夜 10．暑気 11．入道雲 12．海水浴

117日

東海道五十三次より

――線部は読み方をひらがなで、□は漢字を書きましょう。

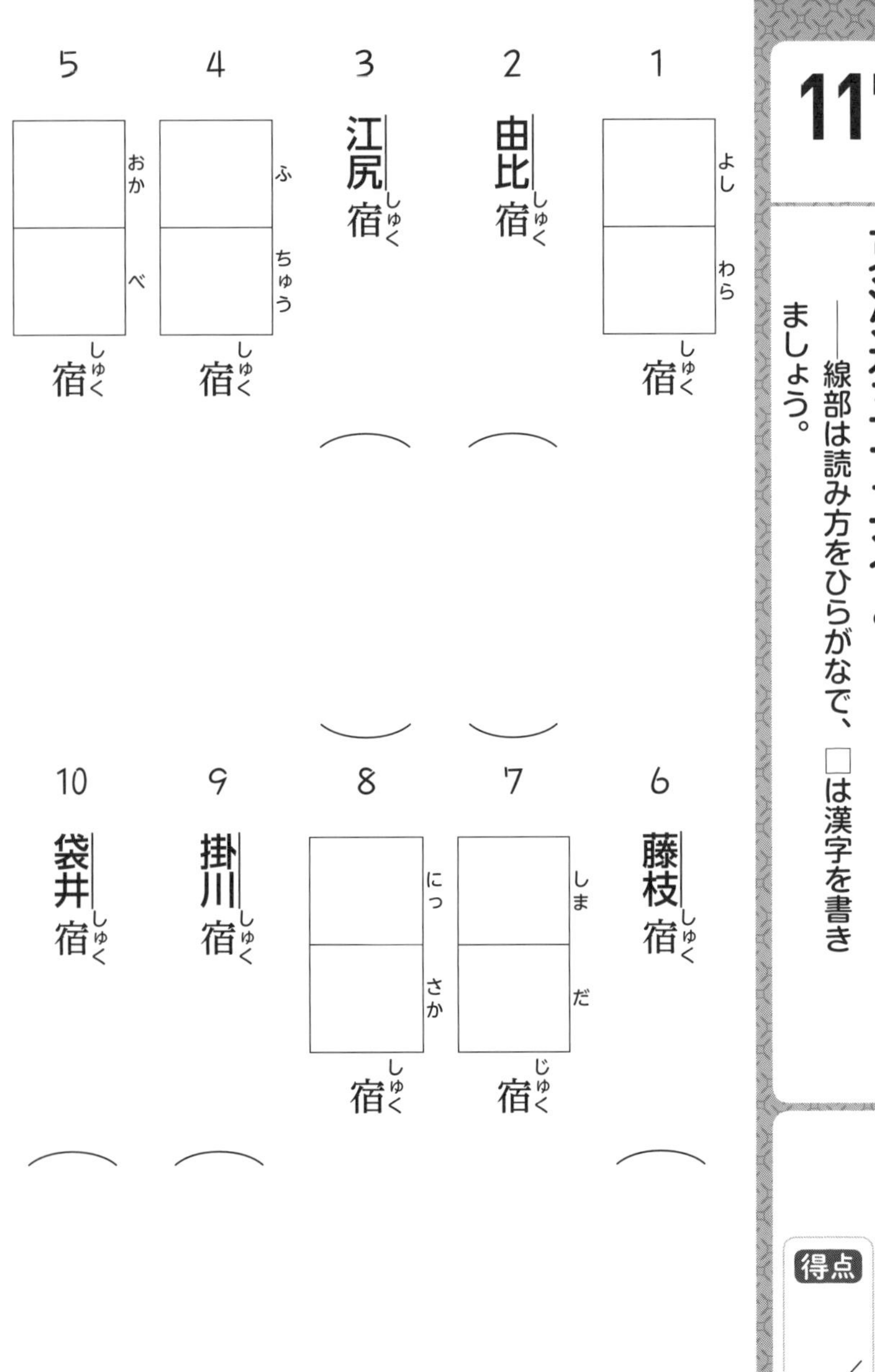

月　日

得点　／10

115日の答え▶ 1. おぼ 2. やぶ 3. すうはい 4. そうべつ 5. がんか 6. せいき 7. 夫 8. 多難 9. 生息（棲息）10. 連絡 11. 名乗 12. 博士号

118日

覚えておきたい基本の漢字

――線部は読み方をひらがなで、□は漢字を書きましょう。

1 娘(むすめ)が産まれる。（　　）

2 己に問(と)いかける。（　　）

3 文字に触(ふ)れる。（　　）

4 辛辣な一言(ひとこと)。（　　）

5 大型(おおがた)の倉庫。（　　）

6 彼(かれ)は熱血漢だ。（　　）

7 今(いま)が□(しゅん)の野菜(やさい)。

8 □□(とくぎ)を生(い)かして働(はたら)く。

9 □□(うみべ)で遊(あそ)ぶ。

10 気持(きも)ちを□□(たいど)で表(あらわ)す。

11 □□(ていせつ)をくつがえす発見(はっけん)。

12 □□(てじゅん)に沿(そ)って行(おこな)う。

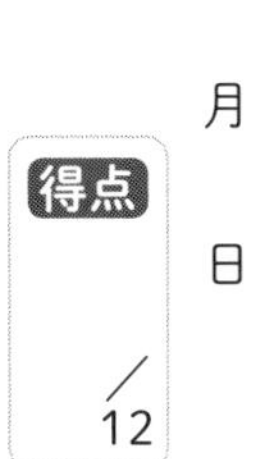

116日の答え ▶ 1. 営利 2. 鋭利 3. 機構 4. 起工 5. 寄稿 6. 反映 7. 繁栄 8. 開放 9. 解放 10. 快方

119日

略語

次の熟語の略語を書きましょう。答えは8ページ。

1 国際連合(こくさいれんごう)…

2 特別急行(とくべつきゅうこう)…

3 入学試験(にゅうがくしけん)…

4 学生割引(がくせいわりびき)…

5 就職活動(しゅうしょくかつどう)…

6 駐車禁止(ちゅうしゃきんし)…

7 国民体育大会(こくみんたいいくたいかい)…

8 万国博覧会(ばんこくはくらんかい)…

9 国民健康保険(こくみんけんこうほけん)…

10 特殊効果撮影(とくしゅこうかさつえい)…

11 選挙管理委員会(せんきょかんりいいんかい)…

12 原動機付自転車(げんどうきつきじてんしゃ)…

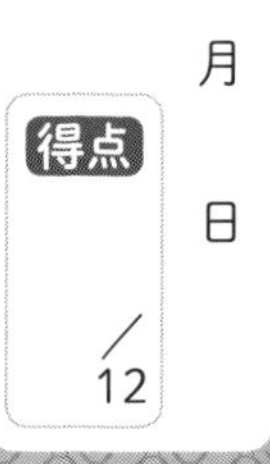

117日の答え ▶ 1. 吉原 2. ゆい 3. えじり 4. 府中 5. 岡部 6. ふじえだ 7. 島田 8. 日坂 9. かけがわ 10. ふくろい

120日

覚えておきたい基本の漢字

――線部は読み方をひらがなで、□は漢字を書きましょう。答えは9ページ。

1 燕(つばめ)が飛ぶ。（　　）

2 寺(てら)でお札をもらう。（　　）

3 知恵を借(か)りる。（　　）

4 苦渋の決断(けつだん)。（　　）

5 農村に暮(く)らす。（　　）

6 散歩(さんぽ)を日課にする。（　　）

7 □(いずみ)で水(みず)を飲(の)む。

8 □(まつ)の古木(こぼく)。

9 □□(こうもく)ごとに数(かぞ)える。

10 駅(えき)の□□(ばいてん)に寄(よ)る。

11 ヒマラヤ□□(とざん)に挑(いど)む。

12 □□(かくしょう)をつかむ。

月　日

得点　／12

118日の答え▶ 1.う 2.おのれ 3.もじ 4.しんらつ 5.そうこ 6.ねっけつかん 7.旬 8.特技 9.海辺 10.態度 11.定説 12.手順

川島隆太教授の脳活漢字120日

2023年10月31日　第1刷発行

監修者	川島隆太
発行人	土屋 徹
編集人	滝口勝弘
編集長	古川英二
発行所	株式会社Gakken
	〒141－8416　東京都品川区西五反田2-11-8
印刷所	中央精版印刷株式会社

STAFF

編集協力	株式会社エディット
DTP	株式会社千里
校正	奎文館

この本に関する各種お問い合わせ先

●本の内容については、下記サイトのお問い合わせフォームよりお願いします。
https://www.corp-gakken.co.jp/contact/
●在庫については　Tel 03-6431-1250（販売部）
●不良品（落丁・乱丁）については　Tel 0570-000577
学研業務センター
〒354-0045　埼玉県入間郡三芳町上富279-1
●上記以外のお問い合わせは　Tel 0570-056-710（学研グループ総合案内）

学研グループの書籍・雑誌についての新刊情報・詳細情報は、下記をご覧ください。
学研出版サイト　https://hon.gakken.jp/